最好的醫生是你自己，
最好的特效藥是快樂！

每天都是一個新的開始，
有了健康，你就能創造整個世界！

健康養生，最重要的還是遠離生活禁忌

健康像是一本存摺，你投入多少，就會得到多少。
求醫不如求己，只有自己掌握了健康知識，從生活細節著手進行身體維護，
積極主動地進行健康運動，才是最佳的養生之道。

健康生活新處方

靜濤　主編

前言

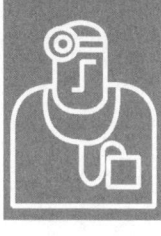

你是否曾有以下的經歷：感到口渴了才喝水，用濃茶醒酒，邊飲酒邊吸菸，開水沖雞蛋，牛奶加糖同煮，水果不削皮就吃，涮羊肉要涮得很嫩，爲求健康只吃素食，先喝酒後吃菜，濕著頭髮就睡覺，起床後喜歡睡個「回籠覺」，室內常用芳香劑除異味，渾身大汗沖涼去，爲了美麗經常穿高跟鞋，趴在桌子上睡午覺，病好了立即停藥……

也許這些行爲你早就習慣了，或者根本不覺得這些是個問題，可是健康專家提醒你，生活習慣與健康是有著密切聯繫的。因此，我們應該從身邊的生活細節入手，拋棄那些看似正常實則極不健康的生活習慣，這樣至少能讓我們離可怕的疾病更遠一些，讓健康相伴左右。

做健康的主人，這是每個人對自己負責的表現。其實我們每個人都擁有一把屬於自己的健康金鑰匙，只要我們眞的願意去開啓。但是生活中，並不是每個人都有足夠的意識，細心地去做，並做好它。作爲身體主人的我們，總是一次又一次地在無意中放手，一遍又一遍地在找藉口來原諒自己的壞習慣，而我們手裏的健康金鑰匙，就這樣被塵封在某個幽靜的角落，無法綻放出金色的光芒，並終有一天致使我們與健康擦肩而過，煩惱與疾病開始不斷地糾纏。

與那些必須要做的事情相比，一些健康禁忌最容易被忽略。健康像一本存摺，你投入多少，你就會得到多少，有時候還可能會有令人驚喜的「利息」，這是快樂和幸福的；而當你不注意一些禁忌，錯存帳號，最後結果只能是糟糕透頂。

CONTENTS

第五章　喝牛奶的健康禁忌

第六章　食用水果中的健康禁忌

CONTENTS

CONTENTS

CONTENTS

第十一章 居室中存在的禁忌 177

第十二章 其他生活起居中的健康禁忌 186

CONTENTS

CONTENTS

第十六章　時尚帶來的健康禁忌　260

第十七章　職場環境中的健康禁忌　273

CONTENTS

第一章　飲水的健康禁忌

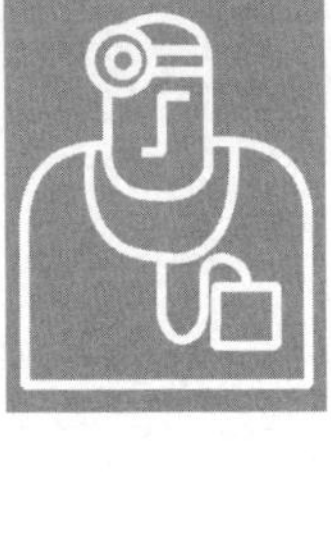

專家分析　飲純淨水有益健康

純淨水、蒸餾水等以前除了辦公室寫字樓之外，在一般家庭並不像現在那麼普及。而目前，市售的純淨水主要通過蒸餾和逆滲透技術加以淨化。這些技術原來是應用在工業上的，在去除水中有害雜質的同時，也將一些對人體有益的元素一起摒除，如鎂、鋅、鐵、碘等礦物質和無機鹽。

人體所需的某些微量元素和礦物質來源於日常的飲用水，健康的飲用水必須含有一定的礦物質。純淨水本身幾乎不含溶質，對於某些金屬元素中毒的患者有好處，能夠把人體內的某些物質溶解出來。但是，身體健康的人如果過量飲用純淨水，就會帶走體內有用的微量元素，導致某些礦物質的缺乏，尤其會增加鈣的流失，使身體營養失調，從而降低人體免疫力，容易引起疾病。

目前市面上所販賣的水，花樣很多，其中以天然水（礦泉水）最爲可靠，天然水的包裝上都標示水權狀的登記字號，說明出自何處，你在選購時可做爲參考，天然水會保留礦物質的成分。

【特別提醒】中老年人，特別是患有心血管病、糖尿病的中老年人和兒童、孕婦更不宜長期飲用純淨水。

剛灌好的桶裝水最新鮮

專家分析 市售的桶裝水，不論是蒸餾水、礦泉水還是其他純淨水，在裝桶前大多要用臭氧做最後的消毒處理。因此，在剛灌裝好的桶裝水裏會含有較高濃度的臭氧。臭氧對人體健康有害，若將這些桶裝水放置兩天，臭氧就會自然消失，這時再喝就無中毒之虞了。根據有關單位的規定，生產的桶裝水必須經過檢驗合格後方可出廠，而這個過程需48小時。

【特別提醒】喝有信用的廠商按規範檢驗出廠的桶裝水，才是安全的。

久置的白開水仍可以喝

專家分析 可能多數人都會認爲，水只要燒開了就能喝。其實不然，燒開的水如果放置過久，喝了也是不利於健康的。

開水放置一段時間後，其中的含氮有機物會不斷地分解成亞硝酸鹽，於是水中所含的亞硝酸鹽會隨著水的存放時間的增長而升高。亞硝酸鹽能與血液中的血紅蛋白結合，影響供氧功能，還有可能轉化爲致癌的亞硝酸銨，對人體有很大的危害。

另外，反覆燒開的水也不宜飲用，它同樣含有亞硝酸鹽，並且開水反覆加熱，水中的有益元素就會被破壞了。

【特別提醒】飲用水最好是一次燒開，且存放不超過一晝夜，也不宜在剩下的開水中再加入生水後，再反覆燒開。

飲料可以代替飲用水

專家分析 調查顯示，不少年輕人喜歡用飲料代替飲用水，平時不大喝水，只喝飲料。其實，水和飲料在功能上並不能等同，飲料中含有糖和蛋白質，還有不少香精和色素，飲用後不易產生饑餓感，不但起不到補給水分的作用，還會降低食欲，影響消化和吸收。

【特別提醒】如果長期飲用含咖啡因的碳酸飲料，就會導致熱量過剩，刺激血脂上升，增加心血管負擔。另外，碳酸性飲料還會破壞牙齒外層的琺瑯質，引發齲齒。

一次喝大量的水才痛快

專家分析 有些人在夏天乾渴得難受時，或在運動、勞動之後，一口氣喝下很多水，當時覺得很「痛快」、很「解渴」，卻不知這樣對身體是有害的。因爲人在勞動、運動之後，或者經過酷熱煎熬後身體出了很多汗，這不僅丟失了水分，同時也失去了不少鹽分。汗出得越多，人體失去的水分和鹽分就越多。據計算，1升汗水中有1.5～3克鹽，所以汗是鹹的。如果勞動半天出汗5升，就要失去鹽分7.5～15克。如果一次大量喝進白開水而不補充鹽分，水分經胃腸吸收後，又經過出汗排出體外，隨著出汗又失去一些鹽分，結果血液中的鹽分就會變得太少，吸水能力隨之降低，一些水分就會很快被吸收到組織細胞內，使細胞水腫，造成「水中毒」。

人就會覺得頭暈、眼花、口渴，嚴重的還會突然昏倒，醫學上稱爲「脫水低鈉症」。人在大量出汗後感到口渴，並不完全是體內缺水，而是唾液量少而稠，嘴裏發黏，咽喉乾燥引起的感覺。

【特別提醒】運動後喝水的正確方法是：先用水漱漱口，潤濕口腔和咽喉，然後喝少量的水，停一會兒後，再喝一些，這樣分幾次喝，就不會因「水中毒」而損害健康了。當然，勞動或運動出汗後，能及時補充點淡鹽水就更好了。

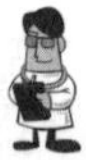

水垢沒有害處

專家分析 茶具或水具用久以後會產生水垢，如不及時清除乾淨，經常飲用會引起消化、神經、泌尿、造血、循環等系統的病變而引起衰老，這是由於水垢中含有較多的有害金屬元素，如鎘、汞、砷、鉛等。科學家曾對使用過三個月的熱水瓶中的水垢進行過化學分析，發現有害金屬元素較多：鎘爲0.034毫克、汞爲0.44毫克、砷爲0.21毫克、鉛爲0.012毫克。這些有害金屬元素對人體危害極大。

【特別提醒】有關研究人員提出，茶具內壁長出的一層茶垢，含有鎘、鉛、鐵、砷、汞等多種金屬物質。它們在飲茶時帶入身體，與食物質中的蛋白質、脂肪和維生素等營養化合，生成難溶的沉澱物，阻礙營養的吸收。

感到口渴了才喝水

專家分析 水是生命之源。人活著一天都離不開水，還經常喝茶及各種飲料。這些大衆飲品在我們的食物中扮演極其重要的角色，只有合理安排，注重細節，才能喝出健康好身體。但很多朋友會說：「我又不渴，爲什麼要喝水呀？」

當人感到口渴時，肌體內的水分平衡已經被破壞，人體細胞開始脫水，所以中樞神經發出要補充水的信號，人才感到口渴。這時那些缺水的細胞正在備受煎熬，也許有些已經犧牲陣亡了，當救命水來的時候，它再也不能爲你效力了。爲了這些爲身體健康努力工作的「員工」們，請你還是及時給它們增加生命原動力——水。

缺水的臨床表現分輕度、中度、重度。輕度可以表現爲口渴，中度表現爲口乾、少尿、煩躁，重度甚至可以出現狂躁、幻覺、皮膚起皺。所以，當你感到口渴的時候，其實已經是輕度缺水了。

【特別提醒】水約占人體總重的三分之二，它是維持人體正常機能所必需的物質。人不吃飯可以維持一些日子，但若是沒有水則活不了多長時間。所以，水對人體來說是非常重要的。

直接飲用自來水

專家分析 漂白粉、漂白粉精和液態氯，是常被用來對自來水進行消毒的三種物質。但是，其消毒效果會受到很多原因的影響，會殘留一些沒有殺死的細菌。

【特別提醒】經消毒後的自來水不要直接飲用，應該過濾或煮沸後再喝。

千滾水最安全

專家分析 爲了喝得健康，人們在燒水的時候，通常都會有意多燒一會兒，或者有的人水開了很久，才想起來，然後趕快去關火，這樣燒出來的水就是千滾水。事實上，這種水是非常不利於健康的。因爲水燒得時間過長，大量的水分就會變成蒸汽跑掉，而水裏的雜質、無機鹽等物質的含量就會相對增加，尤其是亞硝酸鹽，輕者傷及腸胃，重者還可能會引起中毒。

【特別提醒】水沸騰之後，燒的時間不宜過長，最好再燒個二、三分鐘左右就可以了。如果自來水中氯的含量大的話，可以把壺蓋掀開讓氯蒸發。

蒸鍋水可以飲用

專家分析 蒸鍋水就是蒸饅頭或其他食物等的剩鍋水，特別是經過多次反覆使用的蒸鍋水，亞硝酸鹽的濃度很高。常飲用這種水，或用這種水熬稀飯，會引起亞硝酸鹽中毒；而且水垢經常隨水進入人體，還會引起消化、神經、泌尿和造血系統病變，甚至引起早衰快老。

【特別提醒】蒸鍋水可以用於再次的蒸烤，因為水沸騰時亞硝酸鹽不會隨水蒸汽揮發到空氣中，所以蒸鍋水反覆使用並不會危害健康。

尚未燒開的水也可以喝

專家分析 人們飲用的自來水，都是經氯化消毒滅菌處理過的。氯處理過的水中可分離出13種有害物質，其中鹵代烴、氯仿易使人致癌、致畸。當水溫達到90℃時，鹵代烴含量由原來的每千克53微克上升到177微克，超過國家飲用水衛生標準的兩倍。專家指出，飲用未煮沸的水，患膀胱癌、直腸癌的可能性，增加約21％～38％。

【特別提醒】當水溫達到100℃，這兩種有害物質會隨著蒸汽蒸發從而大大減少，如果繼續沸騰3分鐘，則可放心飲用。

重新再煮開的水

專家分析 有人習慣把熱水瓶中的剩餘溫開水重新燒開再飲，目的是節水、節電（或瓦斯）、節時。但因爲水燒了又燒，使水分再次蒸發，亞硝酸鹽含量會升高，常喝這種水，亞硝酸鹽會在體內積聚，引起中毒。

【特別提醒】 重新再煮開開水，這種「節約」實不足取。

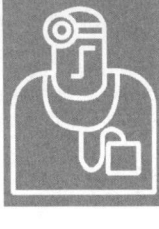

茶葉越新鮮越好

專家分析 所謂「新茶」就是當年春季從茶樹上採摘的頭幾批鮮葉加工而成的茶葉。爲求其鮮嫩，一些茶農在清明節前就開始採摘，這樣的茶被稱爲明前茶；在「雨水」節氣前採的茶，被稱爲雨前茶。

有些消費者以品新茶爲樂，爭相購買明前茶、雨前茶，認爲茶葉越新鮮越香越好。其實不然，新茶中的咖啡因、活性生物鹼，以及多種芳香物含量較高，容易使人的神經系統興奮，但是，新茶中不經氧化的多酚類物質和醛類物質含量較多，對胃腸黏膜有很強烈的刺激作用。

【特別提醒】新茶對神經衰弱、心腦血管病患者有不良影響；胃腸功能較差的人，特別是慢性胃腸道炎症患者，喝新茶易引起胃脘疼痛、脹滿、便秘、口乾等不適症狀，甚至會加重病情。

用濃茶醒酒

專家分析 許多人認爲酒後喝濃茶可以醒酒，這是錯誤的。

飲酒後，酒中乙醇經過胃腸道進入血液，在肝臟中先轉化爲乙醛，再轉化爲乙酸，然後分解成二氧化碳和水，經腎臟排出體外。如果酒後再飲濃茶，茶中的茶鹼有利尿作用，促使尚未轉化爲乙酸的乙醛進入腎臟，會對腎臟造成損害，還容易導致心律失常或心功能不全，特別是心臟功能欠佳的人，可能會出現生命危險。另外試驗證明，酒後飲用15克乾茶葉沖泡的茶水，會使食物中的鐵吸收量降低50％。

【特別提醒】酒後還是不要喝濃茶為好。

濃茶醫百病

專家分析 有人認爲，茶不僅是一種安全的飲料，同時也是治療疾病的良藥。殊不知，對有些病人來說，是不宜喝茶的，特別是濃茶。濃茶中的咖啡鹼能使人興奮、失眠、代謝率增高，不利於休息；咖啡鹼還可使高血壓、冠心病、腎病等患者心跳加快，甚至心律失常、尿頻，加重心臟負擔；咖啡鹼還能刺激胃腸分泌，不利於潰瘍面的癒合；茶中的鞣質有收斂作用，會使腸蠕動變慢，便秘加重。

【特別提醒】神經衰弱、甲狀腺亢進、肺結核、高血壓、冠心病和腎病等患者，皆

不宜喝茶。

空腹可以飲茶

專家分析 有些人喜歡空腹飲茶，殊不知空腹飲茶會沖淡胃酸，還會抑制胃液分泌，妨礙消化，甚至會引起心悸、頭痛、眼花、心煩、胃部不適等「茶醉」現象，並影響身體對蛋白質的吸收，還會引起胃黏膜炎。

【特別提醒】若發生「茶醉」時，可以口含糖果或喝一些糖水加以緩解。

飯後一杯茶

專家分析 茶葉中含有較多的鞣酸和茶鹼。鞣酸進入胃腸道後，會抑制胃液和腸液的分泌，而胃液和腸液都是消化食物所不可缺少的。鞣酸還會與肉類、蛋類、豆製品、乳製品等食物中的蛋白質產生凝固作用，形成不易被消化的鞣酸蛋白凝固物。吃的蛋白質越多，喝的茶越濃，這一情況就越嚴重。大量的鞣酸對胃黏膜有較強的刺激作用，會引起胃功能失常，導致消化不良。鞣酸還會刺激腸道黏膜，從而阻礙腸道對營養物質的吸收。

【特別提醒】長期在飯前飯後飲濃茶，會造成消化不良、便秘、營養障礙和貧血等不良後果。因此，在飯前半小時和飯後一小時之內，都不宜喝茶。

茶垢不應該清除

專家分析 喝茶是人生的一大享受。然而有些飲茶者，茶杯裏總積有一層厚厚的茶垢，以顯示自己是行家，所以有些茶客在洗茶具時，往往只洗外表，並不洗內部，尤其是喜歡泡功夫茶的老手，並認爲壺內有茶垢沖泡出來的茶水更香醇更有味…。殊不知，茶垢對人體健康是極爲不利的。

科學研究顯示，飲用水中含有一些無機礦物質和鈣、錳，以及有害的重金屬離子，如鎘、汞、砷等。當水加熱時，隨著水溫的升高，某些鈣、鎂離子溶解度下降，難溶鹽濃度不斷加大，在水中被濃縮到一定程度時就沉澱析出。

這些析出物可隨水沖泡茶而進入茶杯中，茶水會迅速氧化生出褐色茶銹，其中含有鎘、汞、砷等多種有害金屬。而沒有喝完或存放較長時間並暴露在空氣中的茶水，茶葉中的茶多酚與茶銹中的重金屬物質，便會發生氧化作用生成茶垢，並黏附於茶具內壁，且日積月累，越積越厚。

水和茶形成的茶垢隨著飲茶進入消化系統，極易與食物中的蛋白質、脂肪酸和維生素等結合成多種有害物質，不僅會阻礙人體對食物中營養素的吸收與消化，還會使許多臟器受到損害，如引起神經、胃腸、泌尿和造血系統的病變，甚至引起人體過早衰老。

【特別提醒】「善飲者」應勤洗杯，這樣才能使茶水發揮更好的保健作用。

菊花茶加冰糖

專家分析 現在，越來越多白領上班時喜歡泡杯菊花茶以清熱美顏，尤其是在秋天空氣乾燥，或進入飯店用餐時，很多人都喜歡喝菊花茶，不少人更是喜歡喝菊花茶時加上冰糖。但是專家提醒人們：不是人人都適合這種喝法的。

中醫專家介紹，味苦的野菊花最好不要飲用，有過敏體質的人想喝菊花茶，應先喝一兩朵試試，如果沒問題再多喝，但也不應過量飲用。每次喝時，不要一次喝完，要留下三分之一杯的茶水，再加上新茶水，浸泡片刻，而後再喝。此外，由於菊花性涼，體虛、脾虛、胃寒者，以及容易腹瀉者不要喝。一般情況下，菊花茶最適合頭昏腦脹、目赤腫痛、嗓子疼、肝火旺以及血壓高的人群喝。

喝菊花茶時，人們往往還喜歡加上幾粒冰糖以增加口感。專家認爲，菊花茶加冰糖是可以的，但是對於患有糖尿病或血糖偏高的人最好別加糖。此外，還有一些脾虛、胃虛的人也不宜加糖，因爲過甜的茶會導致這類人口黏或口發酸、唾液多，感到不適。

【特別提醒】菊花的種類很多，不懂門道的人會選擇花朵白皙且大朵的菊花。其實又小又醜且顏色泛黃的菊花反而才是上選。泡飲菊花茶時，最好用透明的玻璃杯，每次放上五、六朵，直接以熱水沖泡即可。如果沖泡時加入少許蜂蜜，口感會更好。

頭道茶最好喝

專家分析 因爲現代茶葉在種植、加工、包裝的過程中，難免會受到農藥、化肥、土壤等物質的污染。頭道茶其實是洗茶的水，應儘快倒出後再沖入開水，這樣泡出的茶水，才是最衛生的。

【特別提醒】忌飲頭道茶。

劣質茶或變質茶

專家分析 茶不易保管，易吸濕而黴變，有些人出於節省，捨不得丟棄已黴變的茶。殊不知變質的茶中含有大量對人體有害的物質和病菌，是絕對不能飲用的。優質茶泡好後若放置太久，茶水也會因氧化和微生物繁殖而變質，這樣的茶亦不可再飲用。

【特別提醒】忌飲劣質茶或變質茶。

用保溫杯沏茶

專家分析 茶葉在保溫杯中長期浸泡，由於過熱，使茶葉中含有的維生素類物質大部分被破壞，營養成分降低，芳香油大量揮發，而鞣質、茶鹼則大量被浸出，這對人體健康是很不利的，而且過熱的茶可造成胃腸黏膜的直接損害。

【特別提醒】一般飲用溫度以不超過37℃為宜。

茶沖泡時間與次數

專家分析 沖泡時間過長，茶中的茶多酚、類脂、芳香物質會自動氧化，不僅茶湯色暗、味差、香低，而且茶中的維生素C、維生素P以及氨基酸會因氧化而減少。據測定，頭泡茶水浸出物爲總量的50％，二泡茶爲30％，三泡茶爲10％，四泡茶只有1％～3％。再多次沖泡會使茶中某些有害成分也被浸出，而一些微量有害元素往往是在最後才泡出的。

【特別提醒】一般茶葉在沖泡三、四次後，就應倒掉了。

嚼食茶葉

專家分析 飲茶對人體健康有益，但有些人在飲茶後嚼食茶葉卻是有害的。這是因爲，空氣和土壤受化肥和農藥的污染日益嚴重，同時，茶葉在加工製作過程中碳化物的熱解作用，使茶葉受到污染而含多環芳香烴物質——苯並芘，這是難溶於水的致癌物質，若嚼食茶葉，致癌物苯並芘就會在人體內留下隱患。

【特別提醒】茶葉不宜嚼食。

健康情報1 茶：以前被視為妙藥具有預防癌症、降血壓的作用

「這是養生的仙藥、延長人類壽命的妙藥。生長於富於靈氣的山谷中，採摘飲用能使人長生。不論古今中外，都是罕見難得的仙藥。在使用針灸或溫泉療養都無效的時候可以飲用。」這是臨濟宗的開祖榮西禪師（西元一一四一～一二一五年）讚不絕口的飲用藥，指的就是我們經常喝的茶。

中國醫學之祖神農氏經常穿梭於山野間找尋藥草，當不慎中毒時會用茶葉解毒。中國可能自數千年前，就已經將茶當成藥來使用吧！

日本最近研究發現到茶效能。例如，靜岡縣的癌症死亡率比全國的平均值低了很多，這一點引起靜岡縣立短期大學的小國伊太郎教授等人興趣，因此調查靜岡縣的七五市町村的胃癌死亡率。結果發現靜岡縣當中，最上游的著名茶葉產地安部川上游、大井川上游等地區，居民的胃癌死亡率較低。

胃癌死亡率較低的大井川上游的川根地區，使用全國平均數值的三～五倍的茶葉，大量飲用茶。根據實驗證明，茶中的澀味成分-兒茶素具有防止癌細胞發生及增殖的作用。

茶能降血壓，造成血壓上升要因之一，與血管緊張素酶有關。血液中的血管緊張素原物質，藉著腎臟的高血壓蛋白原酶變成血管緊張素酶，然後再藉著血管緊張素轉換換酶的作用，變成血管緊張素酶。

降血壓劑中，有些藥物會阻礙這個血管緊張素轉換酶的作用，使其不會形成血管緊張素酶（ACE抑制劑）。兒茶素也具有同樣作用，能夠降血壓。此外，兒茶素也能防止動脈硬化，抑制血栓形成，有助於預防心肌梗塞或腦中風，而且能夠降低血糖值，對於治療糖尿病也有效。這的確是榮西所說的養生仙藥。

第三章　飲酒的健康禁忌

喝酒時搭大魚大肉

專家分析 在生活中，人們宴請賓客時，爲顯示誠意，往往搞得非常豐盛，大魚大肉應有盡有，其中不乏高脂肪食物。大量的脂肪進入胃內，會在胃壁上形成一層脂肪膜，致使喝入的酒精不容易在胃中被吸收，酒精就不能迅速排泄。另外，脂肪是比較難消化的食物，脂肪的代謝和酒精的解毒都要肝臟參與，也就是說，肝臟要同時完成這兩項工作，其負擔實在太重了。

【特別提醒】喝酒時，應當以含水分和蛋白質較多的食物下酒，不宜吃含脂肪較多的食物。

喝啤酒搭海鮮

專家分析 夏天喝冰涼的啤酒搭配海鮮，實在是一件很過癮的事。其實，海鮮中含有嘌呤和苷酸，啤酒則富含分解這兩種成分的重要催化劑——維生素B_1。如果喝啤酒時吃海鮮，會促使嘌呤、苷酸和維生素B_1結合在一起，增加人體血液中的尿酸含量，從而形成難以排泄的尿路結石。自身代謝原本就不好的人在喝啤酒時候吃海鮮，更容易導致尿酸水準急遽升高，誘發痛風，以致出現痛風性腎病，痛風性關節炎等。

【特別提醒】喝啤酒時最好不要搭配海鮮一起吃。

啤酒可以大量喝

專家分析 不少人喜歡喝啤酒，以爲啤酒僅含3%～5%的酒精，其酒精含量在酒類中最低，多喝啤酒不會影響身體健康。其實不然，因爲通常喝啤酒的量比喝烈性酒的量多了好幾十倍，故可產生與烈性酒相似的效果。

如果喝啤酒不加節制，長期過量飲用，同樣會導致酒精慢性中毒。大量飲用啤酒，可加重心臟、肝臟和胃腸道的負擔，會對人體的胃腸、心臟、肝臟，及腎臟造成不良的影響，從而導致一些疾病的發生。經常喝啤酒的人，心臟收縮功能減弱，心肌肥厚，可導致「啤酒心」，加速心臟衰竭。長期飲用啤酒，還容易引發酒精性肝硬化。另外，大量飲用啤酒還會減少胃黏膜合成前列腺素E，使胃酸對胃黏膜刺激增強，易引發胃炎、十二指腸潰瘍，特別是慢性萎縮性胃炎。

【特別提醒】啤酒好喝，切勿過量。

酒與咖啡同飲

專家分析 咖啡具有興奮、提神和健胃的作用，但若過量亦可造成中毒。如果酒精與咖啡同飲，猶如火上澆油，可加重對大腦的傷害，並刺激血管擴張，加快血液循環，增加心血管負擔，造成的危害超過單純喝酒的許多倍，甚至還會危及生命。

【特別提醒】 酒不宜與咖啡同飲。

喝醋可以解酒

專家分析 大量飲酒後，由於酒精對胃腸黏膜的嚴重刺激，使胃和十二指腸充血，胃酸分泌增加，同時促進了胰液的大量產生。此時喝醋，不僅會加重對胃腸黏膜的刺激，更易誘發胃潰瘍、十二指腸潰瘍，或急性胰腺炎等病症。

【特別提醒】 大量飲酒後，切莫用醋解酒。

喝酒「一口悶」？

專家分析 「感情深，一口悶」哇，痛快！在觥籌交錯中，當一杯杯顧及情面的酒喝下肚，殊不知在喝酒者體內，酒精正對其神經元細胞展開一場「無情的屠殺」。在一般情況下，只有當病毒入侵細胞時，神經元細胞才會被啓動，阻斷蛋白合成，啓動細胞「自殺」程式，使受感染的細胞與病毒俱焚，以保障健康細胞不被連累。而當血液中酒精濃度達到一定程度後，神經元細胞啓動應急反應，細胞內的蛋白會和抗病毒「衛士」——蛋白激酶結合，從而激化、啓動「自殺」程式，最終導致神經元細胞死亡。由於神經元細胞無法再生，於是一次次「自殺」累積起來的傷害，最終導致中樞神經受損。尤其在神經元細胞發育旺盛的胎兒期、嬰幼兒期和青春期，酒精對其危害更加巨大，而且一旦造成損傷，目前尚無恢復的方法。

【特別提醒】雖說在應酬中飲酒是難以避免的事，但是為了我們自身的健康以及家人，我們也要有所注意。「一口悶」乾掉杯中酒，雖然對外表現豪爽，但是卻會傷害了自己的身體健康。

混合飲酒

專家分析

在日常工作應酬或單位聚會中，很多人喜歡把幾種酒摻著喝，啤酒、白酒、紅酒……可你知道嗎？混合酒精性脂肪肝就是「喝出來」的一種脂肪性肝病。導致酒精性脂肪肝的因素有很多，而把多種酒混合喝的習慣就是其中一個很重要的因素。

此外，長期大量喝酒、空腹飲酒、愛喝高度酒也都容易導致酒精性脂肪肝。另外，女性喝酒患上酒精性脂肪肝的可能性更大些。一旦得了脂肪肝，如果不治療，有23％的酒精性脂肪肝患者，在大約10年後就會發展為酒精性肝硬化，容易併發原發性肝癌。

【特別提醒】喝完酒，很多人會覺得肚子不舒服，其實，如果在酒後「強迫」自己喝碗熱湯麵，就會有效地緩解「喝酒傷身」帶來的副作用。因為在酒後及時補充足量的碳水化合物，可以減少酒精性脂肪肝的發生，在各種碳水化合物當中，熱湯麵的功效最大，它好消化，能立刻「中和」酒精，從而能抵制酒精對肝臟的損害。

邊飲酒邊吸菸

專家分析 吸菸有害健康。香菸燃燒的煙霧中含有多種致癌物質，其中的尼古丁、煙鹼、放射性元素釙等有毒物質，會對人體細胞和器官組織造成損害，加速衰老，縮短壽命，並很可能誘發肺癌。如果邊吸菸邊喝酒，對人體的危害就更大了。

調查表明，菸酒交加更易誘發癌症。酒是一種有機溶劑，若在喝酒的同時吸菸，容易使菸中的致癌物滲透到喉黏膜。而且煙鹼對胃有明顯的刺激作用，會破壞胃腸道的酸鹼平衡，導致萎縮性胃炎。酒辛辣刺激，會破壞胃黏膜屏障，大大地增強了煙鹼對胃黏膜的損害作用，增加了引發癌症的可能性。

【特別提醒】酒煙交加後患無窮，為了自己的健康和家人的幸福，所以最好不要邊吸菸邊喝酒。

酒後飲汽水

專家分析 汽水能加快人體對酒精的吸收。酒精進入人體後通過肝臟解毒，過多的酒精會超出肝臟的承受極限，造成肝臟損壞。尤其是汽水中大量的二氧化碳對胃、腸、肝、腎臟等器官，都有嚴重的損害作用，會刺激胃黏膜、減少胃酸的分泌、影響消化酶的形成，從而導致急性胃腸炎、胃痙攣和十二指腸潰瘍等，同時對心腦血管和中樞神經都具有破壞的作用。

【特別提醒】酒後不宜飲汽水。

酒後立即服藥

專家分析 飲酒後，酒精開始時對神經系統有短暫的興奮作用，隨後即轉爲抑制。此時如服用鎮靜劑、安眠藥以及抗過敏藥物（如撲爾敏等），可能因雙重抑制作用而發生血壓下降、心跳減慢、呼吸困難等現象。特別是安眠藥，一定不能在酒後服用。飲酒後馬上服用阿司匹靈、止痛片、消炎藥，容易導出胃出血，甚至胃穿孔。並且，酒還能影響降壓藥、消炎藥的作用。

【特別提醒】忌酒後立即服藥。

空腹飲酒

專家分析 有些人只要一喝酒就吃不下菜，其實空腹飲酒，特別是高濃度的酒，對口腔、食道、胃都十分有害。實驗表明，空腹暢飲，只要30分鐘，酒精對肌體的毒性作用便能達到高峰。所以會飲酒的人，總是慢斟細酌，佐以菜餚，使體內分解酒精的酶的活力增強，以起到保護肝臟的作用。

【特別提醒】飲酒忌空腹。

健康情報1 中國酒：原本是藥物 對於冰冷而造成的身體狀況不良具有卓效

從初夏時節到梅雨時期，是身體容易發冷的時期。漢方認為虛症的人（體力不好的人）因為冰冷而導致身體失調，宿疾容易惡化。例如，神經痛、關節痛、下痢、疲勞、失眠、頭痛、腰痛等都是。

這個時期可以少量飲用能夠溫熱身體，具有調整身體機能作用的藥酒——紹興酒。

酒，起源幾乎都是用來治療疾病的。像中國藥典《本草綱目》中，記載的藥用酒就有六九種，而藥用酒大多是用各種藥草製造出來的。

紹興酒在釀造過程中要加入水蓼藥草。根據《本草綱目》的記載，水蓼具有「溫熱身體，去除體內多餘水分」的作用。此外，紹興酒的原料是由糯米製造的，而《本草綱目》記載糯米所製造的酒「苦、甘、辛、大熱有毒」。也就是說，糯米老酒具有溫熱作用，喝太多會破壞身體。

以水蓼為主的中國藥用酒是蓼汁酒，具有──「治療因胃腸冰冷而食慾不振、手腳冰冷的症狀」效果。使用水蓼的紹興酒也具有同樣的效果，因此適合因為冰冷而胃腸功能減弱的人。

相反的，用麥製造出的啤酒或威士忌，具有冷卻身體的作用，所以手腳冰冷症的人在此時期要避免喝這類的酒。

人們對酒最關心的話題，莫過於酒究竟是毒還是藥？根據一九八一年在英國進行關於酒精與死亡率的調查結果，對這個討論做出了明確的判定。調查住在倫敦近郊的一六〇〇人的飲酒量之後，將其分為禁酒群、少量飲酒群、中量飲酒群、大量飲酒群等四群，然後持續一〇年追蹤調查。調查結果發現，在這一〇年期間的死亡率，禁酒群和大量飲酒群最高，少量、中量飲酒群的人較低。特徵為禁酒群罹患心臟病的死亡率較高，而得癌症或其他疾病的死亡率，則是大量飲酒群較高。

總之，飲酒適量能防止動脈硬化，延長壽命。適度飲酒具有防止動脈硬化的作用，能夠使好膽固醇（HDL）增加，預防心肌梗塞及腦栓塞。但是持續大量飲酒會損害肝臟，甚至有得到肝癌的危險。

第四章　吃雞蛋的健康禁忌

半生的雞蛋

專家分析 有人認爲半生的雞蛋營養更豐富。其實，吃半生的雞蛋不僅營養成分難以吸收，而且還會使健康受到損害。因爲——

1．半生的雞蛋清中含有抗生物素蛋白，它能阻止人體對生物素的吸收，如果攝入過多，就可能患上生物素缺乏症。在雞蛋加工成熟的過程之中，這種抗生物素蛋白即被破壞了。

2．食用半生雞蛋後，大量未經消化的蛋白質進入消化道，容易腐敗變質，會產生較多的毒性物質，給肝臟增加負擔。

3．生雞蛋難免有病原體侵入，人吃了半生的雞蛋，容易引發胃腸炎。

【特別提醒】雞蛋宜煮熟或炒熟吃，這樣雞蛋中的營養才容易被吸收。

生雞蛋

專家分析 有些人喜歡吃生雞蛋，認爲生雞蛋更有營養。殊不知吃生雞蛋容易引起細菌感染，而且生雞蛋中的蛋白質不易被人體消化吸收，絕大部分只在消化道通過一下，便排出體外。生雞蛋中含有抗生物素蛋白，會影響食物中生物素的吸收，容易使人出現食欲不振、全身無力、肌肉疼痛等生物素缺乏症狀。

【特別提醒】雞蛋宜熟吃，營養才易吸收。

開水沖雞蛋

專家分析 有人喜歡用開水沖雞蛋吃，認爲這樣雞蛋的營養能全部被人體所吸收，其實這種吃法弊多利少。首先，開水沖雞蛋，往往半生不熟，蛋白質不易被人體吸收。其次，生雞蛋裏含有抗生物素蛋白和抗胰蛋白酶兩種物質。前者能影響人體對生物素的吸收和利用，後者則能破壞胰腺的消化功能。而這兩種物質都怕熱，把雞蛋煮熟後，這兩種物質就被破壞掉了。再者，由於生雞蛋中含有各種病菌，吃下肚後容易引起各種疾病。由此可見，開水沖雞蛋利於營養吸收是一種觀念上的誤區。

【特別提醒】雞蛋一定要煮熟再吃，這樣不僅通過高溫殺滅了大部分的細菌和病毒，而且破壞了抗胰蛋白酶及複雜的蛋白質結構，既安全又有助於人體對營養的吸收，實在是一舉兩得。

豆漿沖雞蛋

專家分析 有人認爲用豆漿沖雞蛋，會錦上添花，更富有營養，豈不知這種吃法並不健康，更起不到補充營養的效果。豆漿中含有一種叫胰蛋白酶的抑制物質，它能抑制人體蛋白酶的活性，影響蛋白質的消化和吸收。這種物質較耐高溫，需要加熱到很高的溫度才能被破壞。在生雞蛋的蛋白質中也含有一種黏液性蛋白，它也能和胰蛋白酶結合，阻礙蛋白質的分解。如果用豆漿來沖雞蛋，就會大大影響蛋白質的吸收和利用。

【特別提醒】在日常生活中，我們要儘量將豆漿和雞蛋分開食用，尤其不要用豆漿去沖食生雞蛋。另外，這兩種高蛋白食品都不宜空腹食用，最好在食用前先吃一些饅頭、麵包等澱粉含量高的糧食作物，墊墊肚子。

冷水冷卻雞蛋

專家分析 很多人都習慣將剛剛煮熟的熱雞蛋放在冷水裏冷卻一下，認爲這樣雞蛋殼好剝。事實上，這樣很不利於健康。雞蛋煮熟以後，蛋殼上的膜會遭到破壞，細菌、黴菌等就會通過蛋殼表面的氣孔進入蛋內。而且因爲雞蛋內有一個直徑爲4～11毫米的氣室，在煮雞蛋的過程中，隨著溫度升高，氣室內的空氣就會被擠出蛋外。若是馬上就把煮熟的雞蛋放進冷水中冷卻，就會使蛋殼外的微生物更容易通過氣室侵入蛋內。

【特別提醒】煮雞蛋吃時，最好先擦乾煮熟的雞蛋的表面水分，再讓它自然冷卻，這樣既好剝，也有利於健康。

臭雞蛋

專家分析 在日常生活中，有些人特別喜歡吃臭雞蛋。雞蛋變臭是因爲放置時間久或有裂縫，隨著蛋清中的殺菌素逐漸減少，通過蛋殼的氣孔或裂縫侵入的細菌大量繁殖，產生甲烷、氮、氨、二氧化碳等物質，從而發出惡臭。

【特別提醒】臭雞蛋經過烹調後，其中的胺類、亞硝酸鹽、細菌毒素等依然存在，食用後容易引起中毒，出現噁心、嘔吐等症狀，如果吃多了還容易誘發癌症。

毛蛋

專家分析 毛蛋即死胎蛋，有的地方也稱爲望蛋。這種蛋所含的營養成分（如蛋白質、脂肪、糖類等）在胚胎孵化過程中已經被利用掉了，因此其營養價值並不高。經測定，此類蛋中含有許多大腸桿菌、葡萄球菌、傷寒桿菌、變形桿菌等。

【特別提醒】吃毛蛋不僅不能獲取到足夠的營養，還容易引起食物中毒，引發痢疾、傷寒等疾病。

第五章　喝牛奶的健康禁忌

牛奶加糖同煮

專家分析 有些人喝牛奶時喜歡加糖，其實在煮牛奶時加糖，牛奶中的賴氨酸在高溫作用下與糖發生化學反應，會生成一種有毒物質——果糖氨基酸，果糖氨基酸不易被人體消化吸收，並且會使賴氨酸遭到破壞，尤其對兒童生長發育更爲不利。煮牛奶時加糖還會破壞牛奶中的其他營養成分，不利於身體健康。

【特別提醒】喝牛奶加糖的正確方法是，把煮開的牛奶裝入碗內，晾至不燙手時，再把糖加入牛奶中，攪拌至溶化時即可飲用。這樣，牛奶溫度低了，賴氨酸就不會遭到破壞了。

牛奶與巧克力一起食用

專家分析 有的人喝牛奶時喜歡加巧克力，使奶味更香甜。其實，牛奶中含有豐富的蛋白質和鈣，而巧克力含有大量草酸，牛奶與巧克力同時食用，牛奶中的鈣和巧克力中的草酸，就會結合成草酸鈣，不被人體吸收，破壞了牛奶的營養成分。若長期如此食用，還會導致頭髮乾枯、腹脹、腹痛、腹瀉，甚至會引起缺鈣，特別是兒童會因缺鈣而導致生長發育緩慢。

【特別提醒】 不要將牛奶與巧克力一起食用。

現擠的牛奶最新鮮

專家分析 曾在電視上看到，去牧場參觀的遊客，喝著自己剛從乳牛身上擠下來的鮮奶，有人認爲這種牛奶最新鮮最好喝，而且不添加防腐劑，十分安全可靠。其實這種特別新鮮的牛奶是萬萬不可嘗鮮的。因爲其擠奶的環境衛生、容器的潔淨消毒、擠奶者本身的健康狀況，及雙手的清洗消毒都是無法保證的。萬一此牛感染了布氏桿菌、結核桿菌、金黃色葡萄球菌、口蹄疫病毒等致病微生物，那麼喝鮮奶者無疑會被感染或發病。正規的乳品廠對奶牛及操作衛生都有一定的要求，且鮮奶都經巴氏消毒後才出廠。

【特別提醒】 牛奶必須經過消毒後，才能真正安心飲用。

牛奶越濃越好

專家分析 牛奶越濃越好?那可不一定，在加了水的牛奶中再放一種增稠劑，牛奶可以變稠，但營養卻降低了。也就是說，兌水的牛奶是可以隨意人爲變稠的，不一定越黏稠就越好。牛奶的好壞，重要的是看它的指標含量是否符合標準，一般純牛奶的蛋白質含量在每毫升3克左右，脂肪含量在3.3克左右。營養成分是最主要的，所以買牛奶的時候還要多看一下成分的標誌，不要單純從它是否黏稠來判斷。標準純牛奶應該是略帶乳黃色，有掛杯（飲後尚殘留在杯中的部分）現象，但不會太持久。當然太稀了也不成，如果顏色發亮，像水一樣，也不是純牛奶。

【特別提醒】注意市售鮮奶，其營養成分標誌和實際是否相符，所以建議購買有信譽的廠家出品的牛奶比較保險。

喝牛奶時加糖

專家分析　不加糖的牛奶比較不好消化，是許多人的「共識」。加糖是爲了增加碳水化合物所供給的熱量，但必須定量，一般是每100毫升牛奶加5～8克糖。如果加糖過多，對人的生長發育有弊無利。因爲過多的糖進入人體內，會將水分瀦留在身體中，使肌肉和皮下組織變得鬆軟無力。而且過多的糖貯存在體內，還會成爲導致一些疾病如齲齒、近視、動脈硬化等的危險因素。

【特別提醒】牛奶中加什麼糖好呢？最好是蔗糖。因為蔗糖進入消化道被消化液分解後，會變成葡萄糖被人體吸收。

牛奶可以大量喝

專家分析　喝牛奶確實對健康有好處，但是，過量飲奶也有害。經研究發現，牛奶中含有一種名爲酪蛋白的蛋白質，能生成一種對血管非常危險的分子——高半胱氨酸。這種高半胱氨酸極易沉積在血管壁上，天長日久，就會致使血管壁硬化、管腔狹窄，以至阻塞，最終導致腦梗死、心肌梗死等心腦血管疾病。老人過量飲用牛奶，還極易誘發老年性白內障。因爲牛奶中的半乳糖可在晶體內蓄積，影響晶體的新陳代謝，日久使晶體蛋白質發生變性，失去透光性，導致老年性白內障的發生。

【特別提醒】正常情況下，每天的牛奶飲用量應控制在500 cc以內，飲奶量為200～400 cc為最佳，即每日兩小杯。至於以牛奶代茶、以牛奶代飯的做法是極不可取的。

牛奶中加果汁

專家分析　在牛奶中加點橘汁或檸檬汁，看上去是個好辦法。但實際上，橘汁和檸檬汁均屬於高果酸果品，而果酸遇到牛奶中的蛋白質，就會使蛋白質變性，從而降低蛋白質的營養價值。

【特別提醒】應該將飲用果汁與喝牛奶的時間隔開，一般大約一小時左右即可。

牛奶中添加米湯

專家分析 有些人認爲，在牛奶中添加米湯、稀飯可以使營養互補，其實這種做法很不科學。牛奶中含有維生素A，而米湯和稀飯主要以澱粉爲主，其中還含有脂肪氧化酶，反而會破壞維生素A呢！

【特別提醒】即便是為了補充營養，也要將兩者分開食用。

牛奶可以完全煮沸

專家分析 通常，牛奶消毒的溫度要求並不高，70℃時用3分鐘，60℃時用6分鐘即可。如果煮沸溫度達到100℃，牛奶中的乳糖就會出現焦化現象，而焦糖可誘發癌症。此外，煮沸後牛奶中的鈣會出現磷酸沉澱現象，從而降低牛奶的營養價值。

【特別提醒】牛奶煮沸後，其中的蛋白質容易變性而失去其營養價值。

瓶裝牛奶放在陽光下

專家分析 有的人從廣告中得知：補鈣還要補維生素D，而多曬太陽是攝取維生素D的好方法，於是便照方抓藥地把瓶裝牛奶放到太陽下去曬。其實這樣做得不償失。牛奶可能會得到一些維生素D，但卻失去了維生素B_1、維生素B_2和維生素C。因爲這三大營養素在陽光下會分解，以致部分或全部失去了；而且，在陽光曝曬下乳糖會酵化，使牛奶變質。

【特別提醒】瓶裝牛奶請勿放在陽光下曬。

以煉乳代替牛奶

專家分析 煉乳是一種牛乳製品，是將鮮牛奶蒸發至原容量的五分之二，再加入40%的蔗糖裝罐製成的。有人受「凡是濃縮的都是精華」的影響，以煉乳代替牛奶飲用，這樣做顯然是不對的。煉乳太甜，必須加5～8倍的水來稀釋。但當甜味符合要求時，往往蛋白質和脂肪的濃度也較新鮮牛奶下降了一半，常常食用有可能會引起面色蒼白、容易生病等。

【特別提醒】還是鮮奶最有營養。

可以冰凍保存鮮奶

專家分析 冰凍保存牛奶不僅破壞了牛奶的營養成分，而且加快其腐敗變質。牛奶凍結時，游離水先結凍，蛋白質、脂肪、鈣等物質被包在裏面，當牛奶解凍後蛋白質即易沉澱、凝固。

【特別提醒】科學的方法是最好在2～6℃保存鮮奶。

第六章　食用水果中的健康禁忌

水果隨意吃

專家分析 許多人覺得多吃水果可補充各種維生素，於是不管三七二十一，常常買了水果回家就吃。但醫生卻告誡說：不同體質的人，應該根據自己身體的特點選擇適合的水果，隨意亂吃水果會對身體造成不良的影響。此外，有些疾病患者也不能隨意亂吃水果。如有胃病的人，不要吃李子、山楂、檸檬等水果。而經常大便乾燥的人，應該選擇多吃些桃子、香蕉、橘子等，這些水果有緩下的作用。

【特別提醒】人有不同體質，而水果也是分寒熱的，食用不當或吃得過多，都會對身體造成負面影響。對體質虛寒者，應選擇偏溫熱性水果食用，如楊梅、桃、橘、櫻桃、杏等等；對實熱體質者要多吃一點偏涼性的水果，如香瓜、梨、西瓜、香蕉、柚子等等。

吃過多水果

專家分析 水果味道甜美可口，含有豐富的營養，而且水果具有一定的醫療保健作用，所以它越來越受到人們的青睞。但是，如果有人認爲吃水果多多益善，可以無限度地吃，那就大錯特錯了。不加選擇、無節制地食用水果，不僅無益於健康，反而會有損身體，甚至誘發疾病。荔枝是著名的時令佳果，它味道甜美，但季節性很強，且不易保存。因此，在荔枝上市時，有些人就會大吃特吃。但荔枝中含有一種叫做次甲基丙環基甘氨酸的物質，食用過多會造成暫時性的血糖下降。香蕉中含有較多的鎂、鉀等元素，這些元素雖然是人體健康所必需的，但在短時間內一下子吃得過多，引起血液中的鎂、鉀含量驟增，會造成體內鉀、鈉、鈣、鎂等元素的比例失調，對健康十分不利。

【特別提醒】中國的傳統醫學理論認為，各種食物都和藥物一樣，也有不同的性味、功效、適宜、禁忌以及副作用。水果如果吃得很多，它類似藥物的作用乃至副作用就會顯現出來。比如：紅棗性味甘溫，具有補脾健胃、潤肺安神等功效，但多食則生痰、助熱損齒、積食，故哮喘和高血壓病人不宜多吃。

水果不削皮更有營養

專家分析 有人認爲，水果的果皮中有很多營養成分，因此應該帶皮吃。這種說法的確有道理，某些水果的果皮中也的確含有豐富的營養。但從目前的環境污染和種植狀況來看，如果權衡一下利弊，吃水果最好還是要削皮。目前，很多水果在種植過程中，為防止生蟲都會被噴上很多農藥。雖然一直都在推廣使用高效低毒農藥，但有些毒性較大的有機磷和有機氯等農藥，仍然在大量使用，這些農藥有的能夠隨著果實的生長而附著在果皮上。同時，很多商販為了水果的保鮮，也會在其上噴灑很多藥物。這些藥物在清洗過程中是很難徹底洗淨的。根據對蘋果的化驗發現，果皮中的殘留農藥量比果肉中要高出5～10倍，而且果皮上的農藥用水根本洗不掉。

【特別提醒】為了防止果皮中殘留農藥對身體的危害，除非是真正的無公害綠色果品，吃水果還是削去皮好，雖然營養少了一點，但比較對身體無害。

爛水果也能吃

專家分析 一般來說，大部分水果採摘後鮮食的營養價值最高，衛生問題最少。但在採收、貯藏、運輸、銷售，以及選購的過程中，不可避免地使果皮組織受到機械損傷，微生物就會從水果的傷口處侵入，從而產生食品衛生問題。水果PH值一般在4.5以下，屬酸性食品，適宜多種黴菌和酵母的生長。某些病原微生物和寄生蟲卵又可由破損的果皮侵入果質內部，對人體的健康造成危害。而在距離腐爛部分一公分處的正常果肉中，仍可檢查出毒素。所以，水果爛了，削去壞的部分後繼續吃是很不妥當的。

【特別提醒】水果每次要買少一點，儘量吃新鮮的。食用前要用蔬果洗潔劑洗淨，或洗後削皮食用，避免表皮微生物和殘留農藥的污染。果體如有小塊腐爛時，要用刀挖去腐爛及周圍超出一公分處的好果部分，倘若果實腐爛⅓以上，就不要吃了。

飯後吃水果可幫助消化

專家分析 水果色澤豔麗，味道鮮美，營養豐富，人人都愛吃。特別是水果中含有多種氨基酸、維生素、無機鹽和粗纖維，對人體大有益處。儘管水果有這麼多好處，但也必須正確食用。有些人喜歡飯後馬上吃水果來助消化，其實這是錯誤的。因爲絕大多數水果都含有較多的糖分，吃完了水果後，糖分會在口腔中停留很長時間，易孳生細菌。糖是一種腐蝕劑，很容易引起齲齒。同時由於咀嚼，水果殘渣很容易在牙縫、齦隙中嵌積，逐漸形成酸敗有害物質。這種物質長時間的滯留就會腐蝕琺瑯質，極易形成齲齒，產生空洞。

由此可見，飯後吃水果反而給口腔增添了糖質和有害腐敗物質。而且飯後馬上吃水果，還容易形成脹氣，日久還會導致消化功能紊亂。因爲水果中含有不少的單糖類物質，極容易被小腸吸收。此時由於人們剛吃完飯，食物進入胃裏，必須經過1～2小時的消化過程，然後才被慢慢排出。這樣，飯後吃進的水果就會滯留在胃裏，在胃裏停留過久就會引起腹脹、腹瀉，或發生便秘。

【特別提醒】飯後不宜立即吃水果，一般應在飯後二小時或飯前一小時吃。

鮮蝦加水果

專家分析 蝦，分為海水蝦和淡水蝦兩類。海水蝦味甘鹹性溫，功能為補腎壯陽，滋陰健胃，殼有鎮靜的作用。淡水蝦的主要品種為沼蝦，俗稱青蝦。味甘性溫，具有補腎壯陽、解毒療瘡的功效。雖說蝦類食品是營養價值很高的一類食品，但是蝦類食品和一些水果是不能同時食用的，因為蝦體內含有五價的砷化物，水果中大量含有的維生素C具有強還原性，可以通過氧化還原反應將五價的砷還原為三價的砷。了解化學的朋友都清楚，砒霜的主要成分正是三價的砷化物——三氧化二砷。長期以蝦和水果的搭配來進食的話，會導致人體慢性中毒，免疫力下降，嚴重者還會有生命危險。除此之外，蝦中含有的鈣會與水果中的鞣酸反應生成鞣酸鈣，鞣酸鈣不僅不利於人體的吸收，而且還會引起頭暈、嘔吐、腹瀉等多種不適。

【特別提醒】鮮蝦不要配水果，產生砒霜害處多。在食用蝦類食物時，應注意以下幾點：避免將水果與蝦類同食；在食用蝦類食品的前後2個小時不要吃水果，更不要服用維生素C錠。

鳳梨應該怎麼吃

專家分析 鳳梨香甜嫩脆，美味可口，且能補益脾胃，生津和胃，是人們喜愛的水果之一。但是食之不當，也容易患鳳梨過敏症，嚴重時還會引起中毒，因此在吃鳳梨時，不可忽視其中的三種有害物質對人體的過敏反應。鳳梨裏的甙類對人的皮膚、口腔黏膜都有一定的刺激性，如果吃了未加以處理的生鳳梨後，口腔就會發癢。鳳梨蛋白酶是一種蛋白質水解酶，有很強的分解纖維蛋白和血凝塊的作用。有的人對這種蛋白酶有過敏反應，吃後15分鐘到1小時發病，出現腹部陣發性絞痛、噁心、嘔吐、皮膚潮紅發癢、蕁麻疹、四肢及口唇發麻、頭痛等症狀。嚴重的還會發生呼吸困難及休克。鳳梨裏所含的5—羥色胺可以使血管強烈收縮並使血壓升高，若一次吃得過多就會出現頭痛。

【特別提醒】把鳳梨切成片或塊放在鹽水中（鹽的鹹度可保持一般燒菜的程度），浸泡30分鐘，然後用涼開水浸洗去鹹味後再吃可防鳳梨過敏。但有鳳梨過敏史的人，最好還是少吃或不吃。

柿子可以隨便吃

專家分析 醫生介紹說，近年來，腸胃消化科每年都會收治數例胃結石的患者，老人較多。患者多數是因爲吃柿子、黑棗引起的結石。柿子、黑棗中含有大量的鞣質，在胃酸的作用下，可能結成不易溶解的分子較大的鞣質蛋白，沉澱在胃裏逐漸形成結石。有的要1～2個月，快的只要1～2個小時就會形成結石。胃結石的典型症狀是上腹部發脹、疼痛，伴有噁心、嘔吐，嚴重的還會吐血。如有上述症狀，一定不要在家裏自己吃止痛藥，要及時到醫院做胃鏡檢查。因爲結石在胃裏時間長了，可能引起胃壁壞死和穿孔，如果進入腸道，就會引起腸梗阻。

【特別提醒】所以吃柿子、黑棗，一是不要在空腹的情況下吃；二是不要同各種含酸性的水果一塊吃，如橘子、奇異果等；三是吃柿子、黑棗前後，不要吃含蛋白質高的食物，如肉類等；四是一次不可吃得過多。

蘿蔔橘子一起吃

專家分析 蘿蔔，是一種屬於十字花科的蔬菜，人吃後可迅速產生一種叫硫氰酸鹽的物質，並很快代謝產生一種抗甲狀腺的物質——硫氰酸。該物質產生的多少與攝入量成正比。若同時攝入含大量植物色素的水果，如橘子、梨、蘋果、葡萄等，這些水果中的類黃酮物質在腸道被細菌分解，轉化成羥苯甲酸，它可加強硫氰酸抑制甲狀腺的作用，從而誘發或導致甲狀腺腫。

【特別提醒】長期以來，人們大都認為甲狀腺腫是因缺碘而造成的，而想不到日常飲食中若將蘿蔔與橘子等水果同食，也會誘發甲狀腺腫大。

西瓜冰涼更好吃

專家分析 夏天吃西瓜前，很多人喜歡把它放在冰箱裏，冰得涼涼的再拿出來吃。這樣雖然嘴上舒服了，卻會對脾胃和咽喉造成很大的傷害。西瓜本來就是生冷性寒的食物，一次吃得過多容易傷脾胃，如果貪涼吃冷藏時間過長的冰西瓜，對脾胃的傷害就更大。此外，西瓜中有大量水分，可沖淡胃液，引起消化不良，使胃腸道抗病能力下降，導致腹脹、腹瀉。特別是在劇烈運動之後，如果大量吃冰西瓜，胃平滑肌和黏膜血管突然遇到過冷食物刺激，很容易出現收縮痙攣，引發胃痛或加重胃病。大量吃冰西瓜還可能引起咽喉炎或加重咽部不適。因爲西瓜在低溫下冷藏後，瓜瓤裏的水分會結成冰晶，食用時口腔受到突然的刺激，使唾液腺、舌部味覺神經和牙周神經迅速降溫，從而引起咽炎等不良的反應。

【特別提醒】西瓜最好是現買現吃，如果買回的西瓜溫度較高，需要冷處理一下，可將西瓜放入冰箱冷藏一下，放置時間最好不要超過兩小時，這樣既可防暑降溫，又不會傷脾胃。

水果最好是榨汁喝

專家分析 現在許多家庭購置了榨汁機，有的家庭吃水果基本是榨汁喝，認爲這樣方便省事。只喝水果汁，減少了人體對纖維素的攝取。以果膠爲代表的水溶性纖維具有預防糖尿病、心血管疾病的保健功效，而水不溶性纖維具有刺激腸道蠕動和促進排便的作用。食物纖維能影響大腸細菌的活動，使大腸內膽酸生成量減少，並能稀釋腸內的有毒物質，減少致癌物與腸黏膜的接觸時間。此外，食物纖維還有防止熱量過剩、控制肥胖的作用。水果榨汁喝對兒童健康不利，易造成兒童牙齒缺乏鍛鍊，面部皮膚肌肉力量變弱，眼球的調節機能減弱。

【特別提醒】除了某些疾病患者或牙不好的中老年人外，水果最好是不要榨汁喝。

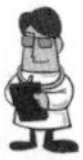

反季水果

專家分析 過去，想在冬天吃到各種美味的水果，是一件相當困難的事情，可如今科技發達，四季美食幾乎已經可以隨時品嘗，可是專家還是要提醒大家，有些反季的水果（不是當季的水果）還是少吃爲妙。

葡萄：一些不法商販和果農使用催熟劑——乙烯利。使用者把乙烯利用水按比例稀釋後，將沒有成熟的青葡萄放入稀釋液中浸濕，過一兩天青葡萄就會變成紫葡萄。

香蕉：爲了讓香蕉表皮變得嫩黃好看，有的不法商販用二氧化硫進行催熟，但果肉吃上去仍是硬硬的，一點也不甜。而二氧化硫對人體是有害的。

西瓜：超標準地使用催熟劑、膨大劑及劇毒農藥，從而使西瓜帶毒。這種西瓜皮上的條紋不均勻，切開後瓜瓤特別鮮豔，可瓜子卻是白色的，吃完嘴裏有股異味。

草莓：中間有空心、形狀不規則又碩大的草莓，一般是激素過量所致。草莓用了催熟劑或其他激素類藥後生長期變短，顏色也鮮豔了，但果味卻變淡了。

【特別提醒】這四種水果，在反季節的時候最好別吃。不能為了滿足口味的新鮮，而做出傷害身體健康的蠢事。

晚上吃水果

專家分析 水果越來越成爲現代女性的最愛。水果不但味道好、營養又健康，而且還是美容養顏的上好佳品。但很少女性知道水果在什麼時候吃最好，對人體健康最有利。吃水果的時間要正確，新鮮水果的最佳食用時段是上午。同樣是吃水果，選擇上午吃水果，對人體最具功效，更能發揮營養價值，產生有利人體健康的物質。這是因爲，人體經一夜的睡眠之後，腸胃的功能尚在啓動中，消化功能不強，卻又需補充足夠的各式營養素，此時吃易於消化吸收的水果，可以應付上午工作或學習活動的營養所需。反之，入睡前吃水果，不易於消化，尤其是纖維含量高的水果，對腸胃功能差的人來說，更是有損健康，涼性的瓜類在入睡前更應節制食用。

【特別提醒】在英國有這麼一種說法，即——「上午的水果是金，中午到下午三點是銀，三點到六點是銅，六點之後則是鉛。」

空腹吃水果

專家分析 水果含有人體必需的多種維生素、礦物質、碳水化合物、粗纖維、蛋白質及脂肪等營養素。吃水果不但可口，還能促進身體健康，進而達到防治疾病、養顏美容的功效，是最受現代人歡迎的天然健康食品。需要注意的是：在空腹的時候，不能吃以下這些水果——

番茄：含有大量的果膠、柿膠酚、可溶性收斂劑等成分，容易與胃酸產生化學作用，凝結成不易溶解的塊狀物，這些硬塊可將胃的出口——幽門堵塞，使胃裏的壓力升高，造成胃擴張而使人感到胃脹痛。

香蕉：含有大量的鎂元素，若空腹大量吃香蕉，會使血液中含鎂量驟然升高，造成人體血液內鎂與鈣的比例失調，對心血管產生抑制作用，不利健康。

橘子：橘子含有大量糖分和有機酸，空腹吃橘子，會刺激胃黏膜。

山楂：山楂的酸味具有行氣消食的作用，但若空腹食用，不僅耗氣，而且會增強饑餓感並加重胃病。

【特別提醒】希望大家一定要注意，吃水果有一些禁忌，不能隨便亂吃。

第七章　偏食的健康禁忌

零食不離口

專家分析

多數的人有吃零食的習慣，特別有一些女孩子，幾乎達到了「零食不離口」的境界。她們認爲這樣不但可以消磨時間，同時還可以避免攝入過多的營養而導致身體發胖。其實，大多喜歡吃零食的人都有這樣的感覺，就是到了吃飯的時候，往往又不想認眞地吃了。這也不奇怪，試想，他們口中從不閒著，造成胃腸總是在不緊不慢地工作著，缺乏對大腦的反射性刺激，自然就不會有多大的食欲了，餐桌上的一點點食物入口，似乎就已經吃飽了。長此以往，必然造成營養攝入的不足，蛋白質、維生素、微量元素的缺乏，肌體抵抗力的下降。一有機會，就有患病的可能。

經常吃零食的人，必然造成飲食缺乏規律，體內正常的生理時鐘被打亂，消化系統不能形成定時進食的條件反射，和肌體生理的準備狀態，腸胃對饑餓也無太明顯的感受，造成食欲不振，食味不甘。

【特別提醒】零食雖然很美味，無限食用害處多，應控制零食的攝入量，做到適可

而止。

常吃羊肉串

專家分析 看到街邊烤羊肉串的攤子，聞著誘人的香味，恐怕很少有人能抵擋得住這種誘惑，不去嘗上一兩串。不過要提醒大家注意的是，千萬不要經常食用，否則的話會給我們的身體帶來巨大的影響。羊肉串在燻烤過程中，由於完全暴露在高溫下，因而會發生一定的化學變化，其中的一些蛋白質將轉變爲致癌物3，4—苯並芘。據衛生單位抽樣檢測表明，有煙情況下燻製的羊肉中3，4—苯並芘含量高達4微克/公斤，是超過國際高標準的四倍，人吃得太多，會在體內積累，容易導致細胞癌變。還有羊肉串寄生著旋毛蟲，肉眼雖看不見，但罹患旋毛蟲病的死亡率高的達30％。因此，必須十分謹慎。

【特別提醒】羊肉燻烤香味濃，致癌物質同時產生。

為求長壽吃素食

專家分析 在西方一些已發達國家中，許多人大量食用動物性食品，如肉、蛋、魚、禽、奶等，由此患上了肥胖、糖尿病、動脈硬化、高血壓、心血管疾病等症，有人稱其爲「富貴病」。有鑒於此，近年來國外興起了一股「素食」的狂潮，特別是中老年人，都以素食爲時髦。而國人也早有「素食主義者」，素食成了他們的基本食譜。很多的人認爲，想健康長壽最好便是素食。

其實，這樣認爲是不科學的，因爲單純地食用素食，這種膳食結構是不合理的，難以滿足人體正常活動所需要的營養。首先，素食主義的膳食是植物性食物，植物性食物中絕大多數的蛋白質爲不完全蛋白質，而且氨基酸的組成不是十分的合理，與人體的實際需要相差較大，而且消化率較低。動物性的食物蛋白質品質高，氨基酸組成接近人體，易於消化吸收。

其次，單純食用植物性食品，缺乏的營養素無處補充，會造成人體內營養不平衡。比如大多數植物食品中缺乏蛋氨酸這種必需的氨基酸，賴氨酸的含量也很低，微量元素鐵、鋅、銅、碘、鉬等的含量和吸收率都較低，如果沒有魚、蛋、肉類的互補，很難獲得膳食中平衡的營養素比例。現代營養科學理論認爲，現代人以植物性食物爲主是必要的，但應攝入適量的動物食物和豆類食品，做到膳食上的營養互補，而純粹的素食其實是不科學的。

【特別提醒】 素食主義者的素食和人的長壽之間並無必然的聯繫。有人可能會舉出隱居深山的老人長壽的例子，來說明素食導致長壽的道理，但我們說這些畢竟是少數的現象，其長壽的因素是多方面的，並非素食而為之。只有膳食結構均衡，才能攝取到平衡的營養，保障人體的健康。

常吃油條

專家分析 油炸食物中的油條香脆可口，略帶鹹味，泡在豆漿裏吃，綿甜滑爽，油而不膩，是人們愛吃的方便早點。但根據油條加工特點，還是少吃一些爲好。加工油條時，常加入一定量的明礬（化學名稱爲硫酸鉀鋁）以便成形，鋁攝入量過多，可在體內蓄積，當超過正常值的5倍以上時，可抑制腸道對磷的吸收，影響鈣磷代謝，導致骨質疏鬆、骨折等病理改變。隨著鋁在體內蓄積量的增加，長期缺磷，還會影響肌體組織細胞的磷酸化過程，使能量生成不足，導致早衰。過量的鋁還可減少胃酸的分泌量，抑制胃蛋白酶的活性，引起消化不良。鋁在腦中蓄積，可引起大腦神經和行爲的退化，記憶力減弱，性格改變，甚至出現老年性癡呆。近年的研究表明，精神異常以及老年性癡呆症患者，腦內鋁含量均超出正常人的10～30倍。

【特別提醒】 麵粉中含有維生素B群，經過高溫油炸之後，維生素B_2和煙酸會損失50％，維生素B_1則幾乎都被破壞了。因此，油炸食品不僅沒有營養價值，還帶有有毒物質，故不宜多吃或經常吃。

過量食用大蒜

專家分析 大蒜是一種常用調料。生食時，香辣可口，開胃提神；加在肉食中，可以去腥除膻，添香增味。它含有蛋白質、脂肪、鈣、磷、鐵、維生素、揮發油等多種營養素，具有一定的營養價值。大蒜性溫和，味辛辣，所含的大蒜素有殺菌作用，因此有較高的醫療價值。研究表明，大蒜對葡萄球菌、大腸桿菌、傷寒桿菌、霍亂弧菌、炭疽桿菌和其他致病菌，都有抑制和殺滅作用，因而被稱爲——「天然的廣譜殺菌素」。

然而，應該注意的是，食用大蒜也應適量。如果以爲它是保健食品就不加節制過量食用，也是不適宜的。實踐證明，過量食用大蒜，會使心臟病、高血壓病、糖尿病、肥胖症等疾病加劇；長期大量吃大蒜，會使輕度胃炎或胃潰瘍患者發生腹痛，還有損於人的肝臟和眼睛。而且，過量食用大蒜還會殺死寄生於腸內的有益細菌，破壞體內製造維生素B_2和B_6的「原料」，妨礙人體對B群維生素的吸收。

【特別提醒】近些年來，科學家研究發現，大蒜具有良好的防癌作用。經常吃些大蒜，對於身體的健康大有裨益，但千萬勿過量食用。

常吃粉絲

專家分析 目前，市場上出售的粉絲品種繁多，如綠豆粉絲、蠶豆粉絲等。由於粉絲良好的附味性，它能吸收各種鮮美湯料的美味而使其鮮味更濃，再加上其本身的柔潤嫩滑，爽口宜人，天氣轉涼時，拿粉絲來搭配火鍋的也就更多。喜食粉絲的人，有時一次能吃上一大碗，有的甚至以粉絲爲主食充饑。這種吃法實際是不科學的。很多人可能不知道，粉絲在加工製作過程中需要添加0.5％左右的明礬，而加入的明礬與粉漿凝聚在一起，隨著粉絲的成形和乾燥，明礬的含量只會有增無減，衆所皆知，明礬即硫酸鋁，所以大量食用粉絲，也就是在變相地大量攝入鋁。據最新科研成果報導，鋁對人體的毒害是多方面的。過量的鋁可影響腦細胞的功能，從而影響和干擾人的意識和記憶功能，造成老年癡呆症。還可引起膽汁鬱積性肝病，導致骨骼軟化，或引起小細胞低色素性貧血，卵巢萎縮等病症。因此，對鋁的攝入量問題絕對不可等閒視之。

【特別提醒】食用粉絲後，不要再食油炸的鬆脆食品，如油條之類。因為那些油炸食品中含有的鋁也是非常多的，它們和粉絲結合在一起，會使人的食鋁量，大大超過每日允許的攝入量。

常吃撈飯

專家分析 很多人喜歡吃撈飯，覺得撈飯散落，滑爽好吃。實際上這對健康是有害的。做撈飯時，需要先在鍋裏放些水，再將米放人鍋內煮開，然後等米半熟時撈出來，再重新蒸一下。撈飯後剩下的米湯便扔掉了，其實這是非常可惜的。米湯裏溶有很多的維生素、礦物質、蛋白質和碳水化合物等營養物質。以大米爲例，我們在用大米做撈飯時，維生素B_1、B_2的損失率均可達50％，尼克酸可損失40％，鐵可損失60％，磷可損失42％，碳水化合物可損失6％，脂肪可損失80％。由此可見，做撈飯時，大米中的許多營養物質都隨米湯流失了，基本也剩不了多少營養物質了。如果經常吃撈飯，肯定難以滿足身體對營養物質的需要，很可能會給人帶來營養不良的後果。

【特別提醒】兒童尤其不適合吃撈飯，因為撈飯營養的損失，很難滿足兒童生長發育的需要。為了減少營養損失，本可以將撈飯後的米湯喝掉，但遺憾的是，兒童的胃容量太小，根本喝不下。因此還是乾脆不吃撈飯為好，可以給孩子做燜飯或蒸飯，儘量減少營養的流失。

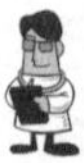

吃湯泡飯

專家分析 吃飯的時候，尤其是吃米飯，如果能泡一點菜湯，不僅味道不錯，還省去了喝湯的麻煩。相信很多人都有這樣想法。那麼這樣究竟是否科學呢？實際上，吃湯泡飯跟吃飯時喝湯是完全不一樣的。吃飯時喝湯，湯可以輸入水分，增進食欲，並且不會影響食物的咀嚼過程。而湯泡飯就不一樣了，它的最大壞處就在於減少了咀嚼這個環節。我們知道，食物必須首先經過口腔的加工，也就是說，食物在被身體消化和吸收前，一定要先經過牙齒的咀嚼，讓腮腺、頜下腺、舌下腺分泌的唾液，均勻地摻和到食物中去，從而使澱粉酶充分發揮作用，把澱粉變爲麥芽糖，進行初步消化，然後再進入胃腸。但是，在吃湯泡飯時，往往忽略了細嚼這個環節，吃下去後隨著湯就一起咽下去了，根本無法得到初步的消化。這樣就勢必增加胃腸消化食物的負擔，食物中的養分也不容易被徹底吸收，時間一長，便會罹患慢性胃病。

【特別提醒】從飲食健康的角度來看，吃湯泡飯（包括日式的茶泡飯）是相當不適宜的。

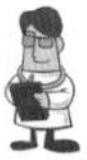

「垃圾食物」

專家分析　一提到「垃圾食物」，很多人直覺會聯想到所有速食店所賣的，號稱爲外來食物的漢堡、薯條、炸雞、披薩、可樂等食物，但其實並非如此。垃圾食物眞正的定義指的是光提供一些熱量，別無其他營養的食物，或是提供超過人體需求，變成多餘成分的食品，如：罐頭、醬菜中的鹽分，常常會造成過多的鈉滯留體內成爲多餘的垃圾。很多人可能還不知道，傳統的小吃就有不少垃圾食物的存在，例如常在路邊可以看到的蔥油餅，早餐常吃的油條、燒餅，或是許多人通宵熬夜會吃的速食麵，這些東西都是只含有油脂與麵粉，沒有其他太多的營養素，只純粹提供熱量，都是地道的垃圾食物。汽水、可樂、巧克力、糖果等，除提供糖分熱量之外，也沒有什麼其他的營養價值。炸薯條、洋芋片、各式的餅乾等休閒零食，除提供了澱粉和油的熱量之外，更沒有太多營養成分在其中。至於一般人常視爲垃圾食物的漢堡、炸雞、披薩、熱狗等，這些食物雖然也有較高的熱量，但充其量當做是高熱量食物。

【特別提醒】偶爾吃一些休閒零食或是速食也未嘗不可，但要懂得平衡一下自己身體所需的營養素與熱量。如果上一餐吃的食物含油，熱量較高，下一餐就儘量選用水煮或是清蒸的方式料理。只要懂得自己均衡調配飲食，就不用擔心垃圾食物會對你的體重與身體健康，造成不良的影響了。

常吃速食麵

專家分析 專家曾做過調查，在長期吃速食麵的人中，有60%的人營養不良，54%的人患有缺鐵性貧血，30%的人患維生素B_2缺乏症，23%的人因缺乏維生素A而患有眼病，15%的人缺鋅。速食麵因食用起來十分方便，因此相當受人們的歡迎。但是，經常吃速食麵，因其含有的食品色素與防腐劑等，往往會對人體健康造成損害。速食麵的主要成分是碳水化合物、少量味精、食鹽和調味品等。在營養價值方面有一定的局限性，即使是雞汁麵、牛肉麵等，內含的雞肉和牛肉量非常少，並且或多或少都加入了防腐劑和色素，這些成分對人體非常不利，長期食用會引起營養不良症，出現體重減輕、身體瘦弱、水腫、皮膚乾燥、貧血等症狀。此外，如果速食麵包裝封閉不嚴，破損受潮後，也容易生黴、變質或被蟲蛀，進食後也會引起急性腸胃炎等疾病。

【特別提醒】為了避免和減少以上危害，最好不要長期吃速食麵，尤其是老人和兒童。如因特殊情況必須吃，也應注意補充營養，多吃些富含蛋白質的食物，並應多吃新鮮蔬菜和水果，以便補充足夠的蛋白質、維生素和纖維素。另外，速食麵應隨買隨吃，一次購買不宜過多，儲存時間也不能過長，如果有異味或黴變現象，要馬上停止食用。

吃動物內臟

專家分析 現代人對飲食的追求可謂豐富多彩，只要味美便大食特食。但千萬要注意，一些動物器官是應嚴格禁食的，如果誤食了這些食物，會引起人體發病，或對健康造成潛在威脅。這些動物器官是：⑴牲畜「三腺」：即豬、牛、羊等牲畜身上的甲狀腺、腎上腺、病變淋巴腺。⑵雞屁股：位於雞尾緊靠肛門的背壁上，呈梨狀，黃色或淡黃色。另外雞屁股也是淋巴腺最集中的地方，是貯藏病毒致癌物的「倉庫」，人若吃了就容易感染致病。⑶鯉魚「臊筋」：鯉魚兩側皮內有一條形似白線的筋，因為其腥味重，屬於強化物質（即發物），特別不適於某些病人食用。⑷魚腹內「黑衣」：包括海魚、河魚，其腹內兩側壁都有一層薄的黑色膜衣，誤食會引起噁心、腹痛等症。

【特別提醒】動物內臟要燉不要炒。有人食用動物內臟喜歡爆火炒著吃，實際上這很不衛生。因為動物內臟如肝、腎、肺、肚、腸等常被多種病原微生物污染，也是各種寄生蟲的寄生部位。內臟不易炒熟炒透，難以殺死病菌和寄生蟲。如果吃了未炒熟的動物內臟，感染疾病的機會便大大增加。觀察發現，豬、牛、雞、鴨等牲畜常常是B肝病毒的感染者、攜帶者和傳播者。B肝病毒一般在煮沸10分鐘後才能被殺滅。因此說動物內臟不應當炒著吃。動物內臟的烹製最好採用整個內臟，用水長時間高溫高壓燜煮，使其徹底煮爛煮透，將寄生蟲、病菌和蟲卵殺死，避免食後致病。

常吃鹹魚

專家分析 鹹魚是很多人都喜歡吃的醃製品。食欲差的人吃些鹹魚，可以增加食欲。但是，鹹魚吃多了對健康同樣不利。醃製鹹魚所用的鹽一般都是粗鹽，這種鹽中含有很多硝酸鹽，硝酸鹽在細菌的作用下，可形成亞硝酸鹽。此外，魚中含有大量的胺類物質，當亞硝酸與胺作用時，就會形成亞硝胺。亞硝胺是一種強烈的致癌物質，尤其容易引起胃癌、肝癌等消化道腫瘤。

【特別提醒】鹹魚在烹調時不可用油炸，而應儘量燉食。因為經油炸後的鹹魚中亞硝胺的含量比燉魚高2.5倍以上。如果燉吃鹹魚，並且不喝湯，可以使亞硝胺量減少到最低的限度。

飲食西化

專家分析 惡性腫瘤、腦血管疾病、心臟疾病及糖尿病，這些都是在開發中國家名列前茅的死因。西風東漸，目前漢堡、炸雞、薯條、披薩等西式飲食，也在東方國度大行其道，受到眾多年輕人，甚至是少年兒童的追捧與喜愛，但醫學上已知，油脂的氧化所產生的有害自由基可能對基因、細胞，造成不同程度的傷害，形成癌、高脂血症、血管硬化、血糖過高等，最終轉變成惡性腫瘤、心臟疾病、糖尿病等文明病。另外燒烤、油炸、臭氧、煙（油煙）、病毒也是文明病的幫兇。

【特別提醒】美國麻州醫學界強烈建議多喝綠茶，喝少量紅酒，補充維生素A、維生素C、維生素E和抗氧化劑，多攝取魚肉（尤其是深海魚類）、足量的天然鈣（尤其是中年以後的胖子）等來減少文明病的發生，以及骨質疏鬆問題。

常吃甜食

專家分析 酷愛甜食的人注意了，巧克力、蛋糕、甜點、布丁、可樂、汽水、果汁等，這些看了都叫人心動流口水的甜食，除了帶給我們味覺上的甜蜜感、心情上的興奮感外，還是讓你變肥，加速細胞老化的元兇呢！我們吃糖時，它會刺激身體分泌腦內啡，這種神經傳導物質，會使人感覺舒適、鎮定。但是糖吃太多不但會引起肥胖，更可怕的是，吃太多糖還會增加體內的自由基，加速細胞的氧化，增加低密度膽固醇（ＬＤＬ），使患心血管疾病與糖尿病的機會增加。曾有實驗證實，糖的攝取會干擾白血球的免疫功能，在糖吃下去後30分鐘，白血球的活動就會減緩，而且在5個小時之內都不會恢復，若每天攝取超過100克的糖分，對人體免疫系統將會有很大的影響。糖攝取過多，還會造成食物中攝取的鈣質被排出體外，導致鈣質不足與骨質疏鬆症，使身體流失礦物質，並且消耗體內的維生素Ｃ、Ｂ族維生素、維生素Ｅ，使血壓升高，增加血液中三酸甘油酯與膽固醇的含量，使胰臟與腎上腺素的負擔過重。

【特別提醒】若要預防老化、預防慢性病、遠離肥胖，糖的攝取必須減少！

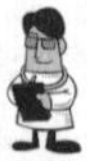

貪吃「頭」類

專家分析 許多人喜歡吃雞頭、鴨頭、鵝頭，以及魚頭等。確實，這些魚、禽類的頭很好吃，而且營養價值很高。可是，這些「頭」類的害處也不少。就拿雞來說，民諺有言：「十年的雞頭賽砒霜。」意思是說，雞越老，雞頭毒性就越大。用現代的醫學觀點來分析，其原因是雞在啄食中會吃進含有害重金屬的物質，這些重金屬主要儲存於雞的腦組織中，雞齡越大，儲存量就越多，毒性就越強。食用者在享受雞頭美味的同時，也攝入了重金屬毒物，如果食用過多，可能會引起中毒反應。所以，雞頭不宜多吃。那麼魚頭呢？由於近年來整體環境惡化，導致水源污染增加，使有害物質侵入魚體，再加上魚類尤其是食肉或雜食魚類，處在水體食物鏈的最上端，這些有害化學物質在其體內也堆積得最多，這種現象在醫學上稱爲累積作用。另外，有些不法養殖者和商販，在飼料裏添加化學物質，更加重了魚體內有害物質的累積。而這些物質主要蓄積分布在魚油相對集中的魚頭內。

【特別提醒】奉勸那些喜歡吃「頭」的食客，還是要多注意自己的健康為妙。

特別喜歡「辛味食物」

專家分析 含有辣椒、胡椒、花椒、蔥、薑、蒜的食物，在中醫裏統稱「辛味食物」。絕大多數辛辣食物都屬溫熱性質，吃後能促進血液循環，令氣血運行更好，臟腑得到適當滋養和推動。但是，食用過多辛辣食物，不僅會讓人便秘、上火，還容易患上感冒或其他疾病。這是因爲這些食物具有很大的「發散」作用，過多食用，容易「耗氣」，嚴重者可導致氣虛，而氣虛者最爲明顯的表現就是免疫力降低。因此，很多人辣的食物吃多了，反而會覺得渾身無力、容易疲倦。這種氣虛的症狀一旦找上門來，感冒等疾病也就會不期而至。對有的慢性病患者，如：潰瘍、便秘、痔瘡、高血壓、眼疾、皮膚病、青春痘，更無異於火上加油。

【特別提醒】吃辣後，最好適當增加飲水量和蔬菜、水果的攝入，以淡化辛味食物對身體的不利影響。

「無肉不歡」的肉食主義者

專家分析 美國醫學工作者曾進行了一次有對照的病例調查研究，在居民中挑選了148名患胰腺癌的20~74歲間的已婚男性，並在美國西部地區隨機挑選對照者，作爲調查研究的對象。他們對這些男性的妻子也進行了調查，並讓她們塡寫了各種食品食用量的問卷調查表。結果發現，患胰腺癌的危險隨蛋白質攝入的增加而增加。這種危險主要發生在65歲以上的人身上，而概率係數隨總食肉量的增加而升高，也隨牛肉、雞肉或豬肉攝入量的增加而升高。但食用其他富含蛋白質的食品，如魚、蛋、乳製品及奶類時，危險性就會不增加或很少增加。

【特別提醒】為了降低胰腺癌的發病機率，應控制各類大牲畜肉的食攝量。一般而言，成人每天的食肉量應為50~100克，可根據個人的體重和肥胖程度適當增減。但應注意的是，每天吃瘦肉別超過100克，尤其是瘦豬肉。

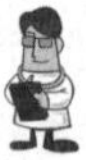

貪吃野味

專家分析 眾所皆知，二〇〇三年在世界範圍內大流行的「非典型肺炎（SARS）」完全是果子狸惹的大禍。現在人們所食用的野生動物，大多生存環境不明、來源不明，衛生檢疫部門難以對其進行有效的監控，許多疾病的病原體就在對野生動物的獵捕、運輸、飼養、宰殺、貯存、加工和食用過程中擴散、傳播。而且，由於病體罕見，人吃野生動物染病之後，往往診斷不清，難以治療，甚至會莫名其妙地送命。許多野生動物攜帶的病毒，寄生在動物的肌肉、血液和內臟裏，而且「蒸煮不懼」，煎、炒、烹、炸等方法更是對它無可奈何。

【特別提醒】無論是就保護生態平衡而言，還是從保護身體健康的角度出發，切莫

再亂吃野生動物了。

燻烤食品

專家分析 不論是烤鴨、烤魚、烤各種肉串，還有人們愛吃的烤雞、烤地瓜等，燻烤食品種類繁多，數不勝數，而且風味別致，使人「過口難忘」，偶爾貪吃一次，對人體健康也沒有多大的影響。但倘若經常吃或大量食用，就會對人體產生很大的危害，因爲燻烤食品中含有致癌的苯並芘和其他多環芳烴化合物。這些化合物是在燻烤食品時，食物本身的油脂焦化和燃料不完全燃燒產生的。而這些物質主要分布在燻烤過的食物表層，有極強的致癌作用，人吃了之後，就有可能會引起人體細胞突變，罹患癌症。

美國近期的一項研究結果表明，吃燒烤、燻烤太過分的蛋白質類食物，如烤羊肉、烤魚串等，將嚴重影響青少年的視力，促使眼睛近視。而且，中老年人一般消化能力較差，吃了過多的燻烤食品會導致消化不良等病症。

【特別提醒】最好不吃或儘量少吃燻烤的食品。

多吃辣椒

專家分析 不少人都認爲多吃辣椒有益於身體健康，既活血、助消化，還能提高人的抗寒能力。確實，辣椒性溫辛熱，含有辣椒素、辣紅素、蛋白質、脂肪、維生素

A、維生素C和鈣、磷、鐵等多種營養素，具有很高的營養價值，可爲人體提供豐富的維生素和礦物質。而且辣椒對消化不良、萎縮性胃炎、食欲減退等有一定的治療作用。另外，辣椒還具有發汗、驅寒、行血、散風、導滯、開胃和抗癌等功效。

然而，辣椒雖好，過量食用也會對身體不利。大量食用辣椒，會刺激胃部分泌過多的消化液，易引起胃腸黏膜充血或水腫、胃腸蠕動劇增、心跳加快、循環血量劇增，還會使熱性病、潰瘍病、胃腸炎、痔瘡及高血壓等病症的病情加重。而且，辣椒中的辣椒素，也很可能引起腸癌。

【特別提醒】最好不要因貪圖一時吃得痛快，結果損害到自己的身體健康。健康者可適量食用一些辣椒，但應以不辣心為準（即辣到心口都有燒燙的感覺）。至於患有胃腸炎、痔瘡、高血壓等疾病者，最好對辣椒「敬而遠之」，還是能不吃就不吃為好。

吃魚膽

專家分析 民間傳說魚膽能治病，無毒，主治目暗，有清熱解毒、明目、祛痰止咳之功效。這是一種不科學的說法，實際上大部分魚膽都有毒，有的甚至還含有能置人於死地的劇毒。這是因爲，魚膽內含有一種叫做膽汁毒素的蛋白分解產物，它的毒性極強。這種毒素耐熱、耐酸，蒸、燉、煎、煮，都不能將其破壞掉，食用後仍會中毒。人們誤食魚膽後，胃腸道就會迅速發生劇烈的出血性炎症，嘔吐，便血；隨著毒素到達肝臟，引起中毒性肝炎；受害最重的是腎臟，可引起少尿、無尿、急性腎功能衰竭。

【特別提醒】經查證，引起中毒的魚膽，全都是鯉科魚類的膽，涉及草魚、青魚、鰱魚、胖頭魚、鯇魚、鯉魚等，而這些魚都是尋常百姓最常吃的魚類，因此千萬不可亂吃魚膽，以免釀成悲劇。

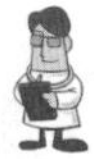

吃新鮮蔬菜

專家分析 剛從菜田裏採摘上市的新鮮蔬菜，鮮嫩油綠，有的甚至還掛著點點露珠，很多人都喜歡購買這樣的蔬菜，回家後趁新鮮立即烹調食用，因爲人們都認爲蔬菜越新鮮其營養損失越少。但研究表明，新鮮並不一定意味著更有營養。大多數蔬菜存放一週後，其營養成分的含量與剛採摘時是相同或相差無幾的，而剛採摘的蔬菜上往往還帶有多種對人體有害的物質。番茄、馬鈴薯和菜花經過一週的存放後，它們所含有的維生素C有所下降；而甘藍、甜瓜、青椒和菠菜存放一週後，維生素C含量基本無變化。經過冷藏保存的捲心菜，甚至比新鮮捲心菜含有更豐富的維生素C。因此，蔬菜越新鮮營養越豐富的說法並沒有確切根據。而且，蔬菜越新鮮就意味著蔬菜上殘留的有害物質可能就越多。

【特別提醒】購買剛剛從農田裏收穫的蔬菜並立即食用是不明智的，最好先存放兩三天，使殘留的有害物質逐漸分解後再食用比較好。

常吃蛇肉

專家分析 據說吃蛇肉大補，但吃蛇可以滋補的理論翻遍所有圖書館的書都找不到。由於商業利益的驅動，目前市場上有不少蛇類是激素蛇、長著寄生蟲的蛇以及冰凍的死蛇。吃下這三種蛇不但不能滋補身體，其危害程度對食客來說不亞於吃「毒藥」。

一些客人到了酒樓，精心挑選了一條膘肥體壯的蛇吃，這種胖得連鱗片都合不攏的肥蛇，很有可能就是用激素催肥的蛇。用激素催肥的蛇在短短的兩個月時間裏體重就可增加2倍到3倍。另外一種對人體極有危害的蛇是長有寄生蟲的蛇類，這種蛇外表看起來體瘦無力，喝其膽汁，飲其蛇血將會吞下大量的寄生蟲卵。據一位長期從事蛇病研究的行內人士宣稱，他曾經在一條1公斤的烏梢蛇體內，發現肉眼可見的寄生蟲就有120多條，可以想像，吃了這樣的蛇將會產生怎樣的後果。

【特別提醒】吃蛇不僅不能大補，而且有些蛇肉下肚無異於服毒自殺。

散裝冷凍食品

專家分析 不少人喜歡到超市選購散裝的冷凍食品，因爲散裝的冷凍食品比起有包裝的食品來，價格比較低廉實惠，但是這些散裝冷凍食品的衛生和保質期問題卻隱患多多。

冷凍食品的保存對冷凍溫度要求很高，而裸露在空氣中的食品，則會存在很多衛生問題，一旦溫度高於攝氏零下10度，保質期將大大地縮短，擺放三五天就有可能變質。一些超市對冷凍食品的儲存溫度，根本達不到國家規定的攝氏零下18度的標準，這樣很容易導致冷凍食品的黴菌超標，人食用後會引發黴菌性肺炎和過敏性支氣管炎等疾病。冷凍散裝食品直接暴露在空氣中，還容易發生水分蒸發、乾裂，油脂氧化、酸敗等現象，加上有的人直接用手去挑選產品，極容易對產品造成二次污染。同時，散裝產品在冷凍櫃中，上部不斷售出，下部形成死角，有效期限形同虛設。

【特別提醒】由於散裝冷凍食品存在的一些問題很難避免，同時對其生產日期、產品含量，及衛生狀況的監控也存在一定難度，因此購買冷凍食品時最好還是選擇有獨立包裝的產品較為安全。

火腿、香腸等加工肉品

專家分析 有人喜歡吃火腿、烤肉加乳酸飲料等方便食品，但經常混合食用這些食品容易致癌。特別是將三明治搭配優酪乳當早餐的人要小心，三明治中的火腿、培根等和乳酸飲料一起食用容易致癌。爲了保存香腸、火腿、培根、臘肉等肉製品，在食品加工過程中，會添加硝酸鹽來防止食物腐敗及肉毒桿菌生長。當硝酸鹽遇到有機酸（如乳酸、檸檬酸、酒石酸、蘋果酸等）時，會轉變爲一種致癌物質——亞硝胺。在動物實驗中，亞硝胺有強烈的肝毒性，會引起肝炎、肝硬化，還會引起口腔癌、食道癌、鼻癌、氣管癌、肺癌、肝癌及胰腺癌等等。

【特別提醒】不要經常食用這類加工肉品，以免增加致癌風險。

常吃海鮮

專家分析 海鮮是高蛋白、低脂肪食品，多吃無妨，這是錯誤的觀點。海鮮雖然是高營養、高蛋白的食品，味道鮮美，但多食無益，而且有害。它很容易帶給人們一種現代富貴病，這就是痛風，其根源在於海鮮含有的大量毒素會在人體內蓄積。痛風的臨床表現爲，病人在食後幾分鐘到十幾分鐘內就會關節紅腫，疼痛難當。

【特別提醒】海鮮雖很美味，但為健康考慮，還是適而可止。

涮羊肉越嫩越好

專家分析 涮羊肉是人們冬季常見的一種飲食，深受人們喜愛，其主配料也在一年年的不斷發展壯大，而就是這最普通的羊肉片，吃起來也有學問，喜歡吃嫩羊肉的朋友尤其要注意。羊肉含有優質完全蛋白質11.1％，含脂肪28.8％，還含有無機鹽、鈣、磷、鐵，以及維生素B群、維生素A和煙酸等。雖說羊肉具有種種好處，但許多人覺得羊肉越嫩越好吃，甚至愛吃帶有血絲的羊肉，這種吃法就對健康不利了，不僅容易導致腹瀉、腹痛等不適，還會感染旋毛蟲病。旋毛蟲病是人畜共患的一種寄生蟲病，患病者通常會引起十二指腸炎，出現腹瀉、噁心、嘔吐、厭食等症狀。其病症與感冒相類似，因此常被誤診。

【特別提醒】中醫認為，羊肉是食療的良藥，有益氣補虛、溫中暖下、補腎壯陽等多種療效。羊肉雖然有種種好處，但是食用時，一定要切記不可生食羊肉，或者是半熟的羊肉，尤其在吃涮羊肉時，羊肉一定要涮熟。

生吃金針菇

專家分析 金針菇又名金菇、毛柄金錢菇，其蕈蓋小巧細膩呈黃色或淡黃色，桿部形似金針，故名金針菇。金針菇在營養上具有低熱量、低脂肪、高蛋白、多糖、多維生素的特點。其賴氨酸含量非常高，而賴氨酸有益於人體腦部的發育，兒童食用有增長智力、促進發育的作用。從中醫上講，金針菇性寒，味鹹，能利肝臟、益腸胃、增智慧、抗癌瘤。然而，新鮮的金針菇中含有一種叫做「秋水仙鹼」的物質，人體食用秋水仙鹼後會對呼吸道黏膜和腸胃黏膜產生強烈的刺激作用，隨即便會出現噁心、嘔吐、腹痛、腹瀉等中毒症狀，嚴重者還會引起發熱、水電解質平衡紊亂、便血、尿血等嚴重症狀。但是，秋水仙鹼易溶於水，並且不耐高溫，經高溫烹煮或是長時間的浸泡，都可以將其破壞或溶解。因此，切勿生食金針菇。

【特別提醒】金針菇鮮嫩爽滑，涮鍋、涼拌均好，但生食就會中毒。把金針菇買回家後，最好用自來水浸泡約2小時左右，這樣可以使大量的秋水仙鹼溶入水中，減少金針菇中秋水仙鹼的含量。在烹飪，尤其是涮食的時候，一定要將金針菇充分煮熟，如果用於涼拌，也一定要用水煮過，使其菇體軟化後才能食用，這樣才能將剩餘的秋水仙鹼完全破壞。

生吃蔬菜

專家分析 生吃蔬菜的確對健康有益，由於蔬菜在烹飪過程中，內部含有的大量維生素、礦物質以及蛋白質，都會有不同程度的流失，而生吃蔬菜可以省去加熱的環節，最大限度地保存蔬菜的營養，以利於人體的吸收。但是，生吃蔬菜最好是網室栽培的才安全衛生，因爲一般的蔬菜上很容易帶有殘留的農藥。另外，蔬菜在成長過程中容易沾染土壤或糞肥中的細菌、寄生蟲蟲卵，如果這些東西被人吃下，輕則腹痛、腹瀉，重則引發寄生蟲病、食物中毒。

【特別提醒】儘管蔬菜生吃從營養學的角度上講是健康的，但必須注意產自何處，一般蔬菜，農藥殘留麻煩多，稍有不慎即招疾病，清洗乾淨是基本原則。

生吃海鮮

專家分析 不知從何時開始，生吃生猛海鮮卻成了一種流行趨勢，但這樣的食用方式是不科學的。因爲在所有的生猛海鮮類食品中，幾乎都有寄生蟲和各種病原體，例如華支睾吸蟲、肺吸蟲等。這些蟲體的幼蟲常常寄生在魚、蝦、蟹等體內，人吃了這些被污染的海鮮食品後，這些幼蟲就會穿過人的腸胃壁進入血管或淋巴，並會隨血液流到全身，主要聚集在肺部或肝臟，有的還會聚集在腦部，引起相應嚴重的病症。

【特別提醒】水產品在養殖過程中也容易滋生細菌，產生有毒的致病菌，而且如果養殖水域受到污染，水產品無疑也會受到感染。這樣的食品如果生吃或半生食用，極易對人體造成危害。

豬肝嫩炒

專家分析 豬肝含有多種營養物質，富含維生素A和微量元素鐵、鋅、銅等，而且鮮嫩可口，很多人喜食。但人們也許不知道，吃豬肝要先去毒。豬肝是豬體內最大的毒物中轉站與解毒器官，各種有毒的代謝產物和混入飼料中的某些有毒物質，如農藥等，都會聚集在肝中，並被解毒，經腎臟從小便中排出。肝臟也會發生炎症，甚至肝癌。此外，肝吸蟲等寄生蟲，亦會寄生其中。

所以，肝臟是個「納垢藏汙」的場所。倘若肝臟的各類毒性物質未能排淨，或解毒功能下降，有毒物質就會殘留在肝臟中，可能誘發癌症、白血病及其他疾病。有人吃豬肝喜歡嫩，甚至帶血吃，認爲這樣才美味。殊不知，因爲在鍋中炒的時間太短，不但難以殺死豬肝內的某些病原菌或寄生蟲卵，同時也不能有效地除毒。

【特別提醒】肝臟疾病患者不宜多吃肝臟，豬肝中含銅量大，每100克豬肝含2.5毫克銅，肝病患者進食豬肝及其他動物肝臟及富含銅的食物後，大部分積蓄於肝內，會更加重肝病，並引起一系列疾病的發生。

第八章　飲食習慣中的健康禁忌

不良用餐習慣

專家分析　生活中一些不良的飲食習慣容易被人忽視，如果我們能認眞重視並及時糾正這些毛病，對健康無疑是大有裨益的。

1．蹲食：一些人有蹲食的習慣，其實經常蹲食既容易引起消化功能失調，還可能形成消化道潰瘍。

2．快食：有的人吃飯「狼吞虎嚥」，這很容易造成胃炎和潰瘍。

3．燙食：這種習慣很不好，燙食會損傷食道黏膜，刺激黏膜增生，留下的瘢痕和炎症，長久下去可誘發癌變。

4．暴食：暴食會引起嚴重的消化不良、腹痛和腹瀉，有的還會引發急性胃擴張和胃出血，如搶救不及時，還可能危及生命。另外，暴食還是肥胖和糖尿病的發病因素。

【特別提醒】及時糾正不良的用餐習慣有益健康。

喝湯不吃「渣」

專家分析 有人做過實驗，用魚、雞、牛肉等含高蛋白質原料的食品煮6小時後，看上去湯已很濃，但蛋白質的溶出率只有6％～15％，還有85％以上的蛋白質仍留在「渣」中。經過長時間燒煮的湯，其「渣」吃起來口感雖不是很好，但其中的肽類、氨基酸更有利於人體的消化吸收。

【特別提醒】除了吃流質的人以外，應提倡將湯與「渣」一起吃下去。

喝飲料解渴

專家分析 人渴了應該飲水，這是每一個人的自然生理反應。可是時下，有許多的年輕人在口渴時，想到的是喝飲料，用飲料代替水。認爲這樣既可以享受清爽可口的口味，又可以解渴，可謂是一舉兩得。殊不知，這樣做是錯誤的，如果長期用飲料代替水，會對身體健康造成損害。我們都知道，水是人類的重要環境因素之一，也是人體的重要組成成分。成年人體內含水量約占體重的65％，每人每日生理需水量約爲2～3升。人體內一切生理活動，如體溫調節、營養物質的輸送、廢物排泄等，都需要水來成全。如果飲用水中化學物質含量過當，不僅使水的感觀性狀惡化，而且會直接危害人體健康。飲用水的酸鹼度有一定要求，PH值應在6.5～8.5之間；水的硬度應適當，所含鈣、鎂元素應能符合平時飲食習慣。過酸、過鹹、過軟、過硬的水，對人體都是不利的。飲料中含有大量有機化學成分和人工合成添加劑，同時其製作過程早已將純水中的成分做了很大改變，對人體的重要生理功能也相應減弱。因此，各種合成飲料不可飲用過量，尤其是當人體急需補充水時，最好補充純淨的不含其他添加元素的水源，而不能用飲料代替，這對兒童來說顯得尤爲重要。

【特別提醒】飲料雖然味美，但卻不能代替水對人體的功能。

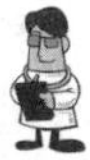

口味過重

專家分析 說起鹽，大家都不陌生，我們每天的食物中都要加鹽，只有在食品中加入鹽，其特有的鮮、香才能被人品嘗出來。鹽可以和不同的食物調製出不同的味道，被人們稱爲「百味之祖」。食鹽中其主要成分是氯化鈉，鹽中的鈉離子和氯離子，對人體都有非常重要的作用，鈉離子爲人體神經細胞傳遞資訊，同時有助於維持細胞內外液體的濃度差；氯離子能在人體流淚、流汗時起抗菌作用。適量食用食鹽，可以促進人體發育、維持體內酸鹼平衡。另外，碘鹽中所含的碘元素有益於甲狀腺，可以使人遠離甲狀腺腫大（大脖子病）。儘管鹽對人體有這麼多好處，但是，吃鹽也是要有限量的，食用過多會引發多種疾病。鈉離子在人體中一旦過量，便會轉化爲沉澱物附著於血管壁上，影響血管壁彈性的同時影響血液流通。長時間如此，會導致人體血管硬化、血壓升高，從而引發腦血栓、腦溢血、高血壓、冠心病、心肌梗塞甚至猝死。

【特別提醒】人均每日食鹽的攝入量應少於6克，對於心腦血管疾病患者，尤其是高血壓患者來講，還要降低一些，大概在每人每天2~4克較為適宜。

狼吞虎嚥

專家分析 在日常生活中，有許多人由於工作繁忙或事情緊急，逐漸養成了快速吃飯的習慣。有人甚至將吃飯當作一項額外的負擔來對待，一日三餐總是狼吞虎嚥、「速戰速決」，這樣的習慣對人體健康是無益的。這是因爲：首先，大口大口吞咽，未經認眞咀嚼就匆匆咽下去，使得許多食物尚未切碎即入腹中，無形中增加了腸胃的負擔。其次，未經認眞咀嚼，口腔中的澱粉酶與食物未經充分攪拌，食物中的澱粉沒有達到初步水解就被送入胃中。而人的胃裏面缺乏澱粉酶，不能使其水解，從而又加重了十二指腸和小腸的負擔。

【特別提醒】如果你不想得胃炎和胃潰瘍等疾病，就要勤動上下頜，把食物在嘴裏多嚼幾下，吞咽不能太快。

烹飪油重複使用

專家分析 對於喜歡做油炸食品的人來講，在品嘗噴香的油炸食品時，也一定會捨不得將剩下的油倒掉，而是喜歡連續用上多次，甚至十幾次。這樣做無非是爲了保持每次煎炸食物時有夠深的油量，和減少爲此所付出的成本。然而，最近西班牙科學家所做的一項研究表明，重複使用已用過的烹飪油（即回鍋油）容易引起高血壓的發生。

【特別提醒】研究人員建議人們，在烹飪中用過的油重複使用次數，最多不要超過三次。

剩菜回鍋

專家分析 日常生活中，常有人把剩下的飯菜一次次地加熱食用，以爲這樣就可以防止飯菜腐敗。其實從醫學角度分析，這種觀點並不全正確。在一般情況下，通過100℃的高溫加熱，幾分鐘即可殺滅某些細菌、病毒和寄生蟲。但是對於食物中細菌釋放的化學性毒素來說，加熱也是無能爲力，有時反而還會使其濃度增大。另外，在各種綠葉蔬菜中都含有不同量的硝酸鹽。硝酸鹽是無毒的，但蔬菜在採摘、運輸、存放、烹飪過程中，硝酸鹽會被細菌還原成有毒的亞硝酸鹽。尤其是過夜的剩菜，經過一夜的鹽漬，亞硝酸鹽的含量會更高。而亞硝酸鹽經加熱後，毒性會增強，嚴重的還可導致食物中毒，甚至死亡。像發芽的馬鈴薯中含有的龍葵素、黴變的花生中所含的黃麴黴素等，都是加熱無法破壞掉的。

【特別提醒】常溫下，存放到第二天產生亞硝酸鹽較多的有菠菜、菜花、長豆、青

椒，而菠菜中的亞硝酸鹽遠遠超過其他蔬菜；產生亞硝酸鹽較少的有番茄、竹筍、韭菜、西葫蘆、茄子、蒜苔、胡蘿蔔、芹菜。

長期不吃肥肉

專家分析 脂肪和蛋白質、維生素等一樣，也是我們人體不可缺少的營養物質，它具有很重要的生理功能。適當合理地攝入脂肪，不僅可以幫助人體儲存熱能，還可以保護臟器，提供人體必需的脂肪酸，並能夠促進脂溶性維生素A、維生素D、維生素E、維生素K的吸收等。如果身體缺乏了脂肪，就會出現體力不足，身體免疫功能下降，蛋白質消耗增加，智力下降等現象，並影響脂溶性維生素的吸收。長期不吃肥肉是導致身體脂肪缺乏的一個重要因素。不吃肥肉會使肌體處於低膽固醇狀態，不利於肌體的新陳代謝，還可能會引起某些微量元素如錳和鋅的缺乏。據報導，一個18歲的正常女孩子，全身脂肪至少要占其體重的23％，如果低於這個水準，就容易造成原發性閉經。

【特別提醒】據最近報導，營養學家研究發現，如果將肥肉用文火燉四小時後，肥肉中的飽和脂肪酸可減少30％~50％，膽固醇可降低50％左右。

剩菜打包

專家分析 都說熟菜一般不打包，可有時不可避免地會打包一些回家。其實煮熟的蔬菜並不宜在高溫下長時間存放，因爲各種綠葉蔬菜都含不同量的硝酸鹽。蔬菜在採摘、運輸、存放、烹飪過程中，其所含的硝酸鹽會被細菌還原成有毒的亞硝酸鹽。尤其是隔夜的蔬菜，亞硝酸鹽的含量會更高，加熱後毒性增強。而打包回來的一些富含澱粉類的食品，如年糕等，在沒有變味情況下食用後也會引起不良反應。原因在於它們易被葡萄球菌寄生，這類細菌的毒素在高溫加熱下也不會分解，解決不了變質問題。所以，這類食品即使打包回來也最好在四小時內吃完。

【特別提醒】在準備將食物打包帶回家時，要注意以下問題：涼拌食物不適於打包。打包後的菜餚要迅速放入冰箱內，並儘快吃完，切勿放置太久。從冰箱中取出的打包食物在吃前必須回鍋，如加熱不徹底，食後就有可能致病。

主食太少

專家分析　現代人的主食消費量越來越少，已有食量不足之勢。這固然是生活水準提高的表現，但其中也隱藏著危機。營養專家認爲，穀類食物含有的碳水化合物，除爲人體提供能量外，還是維生素B群的主要來源。主食地位的改變，一個明顯的危害就是易導致維生素B_1的缺乏。粗雜糧中維生素B_1的含量遠高於精米白麵。主食不足的情況下動物性食品攝入過多，危害更爲嚴重。動物脂肪對心血管是非常不利的。動物脂肪在碳水化合物不足的情況下代謝不完全，會使血液中積聚有毒的廢物——酮，酮會引起噁心、疲勞等症狀，並會損害腦部健康。近年來，這類疾病的發病率明顯上升，與不以穀物為主食、動物性食物攝入量激增有很大的關係。

【特別提醒】營養專家提出：一個成年人每日糧食的攝入量以400克左右為宜，最少不能低於300克。

不吃早餐

專家分析 早餐的數量和品質，可影響全天體內血糖的水準。人體的能量來自血糖，其次靠脂肪和蛋白質氧化產生。只有血液中有適量的糖，身體的每個細胞才能隨時獲得所需要的能量。腦細胞對血糖的波動最為敏感，因為腦細胞所需能量只能從血糖獲得，不能從脂肪和蛋白質中獲取。不吃早餐或早餐吃得很少的人，在食物消化完畢、血糖減少以後，思維即開始變得遲鈍而混亂。學生在低血糖的情況下學習效率顯著降低，司機在低血糖情況下開車，與在醉酒情況下開車同樣危險。為了搞清楚早餐的作用和吃什麼樣的早餐好，有人做實驗發現，早餐只吃澱粉食物的人，餐後血糖下降得很快，上午多數時間血糖都在正常水準以下；早餐加上一杯牛奶或兩個雞蛋的人，上午血糖則可以保持在正常範圍內，身體也會感到非常舒服。

【特別提醒】不少家庭早餐只吃乾食，取些油條、燒餅或麵包、餅乾，就著鹹菜或火腿香腸，乾吃一下就完事。這種「全乾食」早餐對人體健康，尤其是對兒童的生長發育是不利的。

早餐進冷食

專家分析 很多人一早就喝涼果汁或吃涼食物。直接飲用冷果汁，雖說可以提供蔬果中的營養成分，及幫助清理體內廢棄物，但這樣做並不科學。因爲人體內的器官喜歡溫暖的環境，身體溫暖，微循環才會正常，氧氣、營養以及廢物等的運送才會順暢。早餐熱食，可以保護胃功能。胃功能並不單純指胃這個器官的功能，其中還包含了脾胃的消化吸收能力、後天的免疫力、肌肉的功能等。早晨的時候，體內的肌肉、神經及血管都還呈現收縮的狀態，假如這時吃喝冰冷的食物，會使體內各個系統更加攣縮、血流更加不順，傷了胃功能的同時，也會損傷身體的抵抗力。

【特別提醒】吃早餐時，千萬不要吃涼食物，更不要先喝蔬果汁、冰咖啡、冰果汁、冰紅茶、綠豆沙、冰牛奶等冷食。

午餐湊合

專家分析 很多白領由於工作忙、時間緊，去哪裡解決午餐確實是個難題。大多數人選擇外賣便當或者快餐之類的。另外，還有一部分人爲了保持身材，甚至乾脆不吃午餐。這種「打遊擊」的飲食習慣一旦形成，就會造成許多隱患。

1．胃病：很多人都曾有過這種經歷，工作幾年後，胃就不知不覺出了問題。多數人認爲這是因爲自己的社交應酬多，飲酒過量造成的，其實不然。引發胃病的主要原因在於午餐的不規律和馬虎。

2．精力不濟：處於腦力、體力雙重壓力下的現代上班族，經過一個上午的工作，中午如果只湊合著吃一頓沒有營養的飯食，那麼午後的工作效率肯定是會大打折扣的。

【特別提醒】午餐在一天的工作中起著「承上啟下」的作用。一般早餐占全天熱能的30%，午餐占全天熱能的40%，晚餐占全天熱能的30%。顯然，午餐營養與否對於一個白領來說是很重要的。

晚餐不當

專家分析 緊張的工作競爭，快節奏的生活，使不少家庭養成了早餐和中餐匆匆忙忙、晚餐豐盛的「生活習慣」。實際上這種習慣並不科學。(1)晚餐太晚：一些家庭要在晚上八、九點時，甚至十點才進晚餐，這是不科學的，長此以往，胃腸疾病難免就會出現。(2)比例失調：一般來說，早中晚三餐的比例應爲3：4：3，如果晚上9～10時睡覺，其比例可爲4：4：2。(3)進食後也不宜馬上上床睡覺，否則被食物充盈的胃腸就會壓迫肝、胰、膽等消化器官，極易發生胰腺炎、膽囊炎，有的甚至在睡夢中突然發生休克與猝死。

【特別提醒】晚餐最好能早點兒吃，以不超過8點為宜，最好安排在下午6點左右。而且晚餐後4個小時內不要睡覺，這樣可使吃下的食物得到充分的消化和吸收。

豐盛的晚餐

專家分析 俗話說「晚餐少一口，能活九十九」。但現在很多家庭的晚餐都過於豐盛，雞鴨魚肉擺滿餐桌，其實這樣的吃法是不科學的。因爲晚餐太飽、太豐盛，消化液分泌供不應求，食物停滯於胃腸，生成去氧膽酸等致癌物質，易誘發結腸癌。有專家認爲，長期失眠、多夢的患者，不妨在晚餐上找找原因，少而精的晚餐，或許可以解除失眠、多夢的痛苦。

【特別提醒】合理的晚餐很簡單：少吃一點兒就行。一般要求晚餐所供給的熱量以不超過全天膳食總熱量的30%為佳。晚餐最好以富含碳水化合物的食物為主，並多吃一些新鮮的蔬菜，儘量少吃蛋白質過多和脂肪類食物。還要儘量少吃麵食，適當吃些粗糧。晚上也儘量不要吃水果、甜點和油炸食物，更不要大量喝酒，因為酒精在夜間會阻礙人體的新陳代謝，使人睡不好。

懶於咀嚼

專家分析 進食時懶於咀嚼的危害甚大：(1)不利食物營養的消化和吸收。咀嚼的目的是把食物磨碎，並使食物與唾液充分攪勻，使之在口腔中得到初步消化，便於身體吸收營養成分。有人做過實驗發現，兩人同吃一種食品，細嚼的人比粗嚼的人能多吸收到食物中13%的蛋白質、12%的脂肪，和43%的纖維素。(2)懶於咀嚼會喪失人體應有的生理性刺激，影響牙齒系統的正常發育。據觀察，近代人類口腔健康水準的強度遠不如原始人類，缺乏充分咀嚼就是重要原因之一。在咀嚼時，口腔可有效地刺激唾液腺分泌唾液，再加上富有纖維性的食品不斷地摩擦牙齒，有利牙齒的自潔。而且通過咀嚼食物還能夠刺激牙周組織，增強牙周組織的抗病能力。

【特別提醒】為了我們的口腔健康，我們提倡適當多吃一些硬度適宜又較粗糙的食物，並且要細嚼慢嚥，這既有助於消化，多吸收營養，增強抗病能力，又可慢慢地品嘗出佳餚美味。

吃飽喝足

專家分析 有些人用餐時總講究吃飽喝足，認爲這樣才能攝取足夠的營養，維護身體的健康。殊不知這樣做反而造成了能量過剩，因熱量攝入太多而誤了自己的健康。

科學研究證明，過多地攝入食物，會加重胃腸負擔，引起胃腸功能紊亂，使胃腸蠕動較慢，導致人體消化不良，再加上血液和氧氣過多地集中在胃腸道，心臟與大腦等重要器官血液就相應減少，甚至缺血，人體便會感到疲憊不堪，昏昏欲睡。長此下去，會出現記憶力下降等症狀。此外，過量攝入食物，可使體內的脂肪過剩、血脂增高，導致動脈粥樣硬化。研究發現，中年人飽食還會引起老年性癡呆。

【特別提醒】孔子主張「食勿求飽」；《管子》也記載：「飲食節，則身利而壽命益；飲食不節，則形累而壽命損。」現代醫學認為，限制飲食可以延長壽命，即每餐吃八成飽即可。

酸性食物過量

專家分析 正常人血液的PH值在7.35～7.45之間，屬鹼性體質，但這部分人只占總人群的10%左右，更多人的體液的PH值在7.35以下，身體處於健康和疾病之間的亞健康狀態，醫學上稱爲酸性體質，如不注意改善會發展成爲疾病。

世界著名醫學博士、日本專家筱原秀隆先生提出：人體的酸性化是百病之源。當酸素在體內愈來愈多，不斷堆積，量變引起質變，疾病就會產生。酸性體質是人體大量攝入高脂肪、高蛋白、高熱量食物的結果。當酸性物質超過了人體自身的調節能力，或人體對酸鹼平衡的調節能力受到影響時，人體環境的平衡被打破，就產生了酸性體質。

由於酸性過多而引起的疾病大致可分爲四類：

1．強酸與鈣、鎂等鹼性礦物質結合爲鹽類，即固體酸性物，從而導致骨質疏鬆症等疾病。

2·強酸或酸性鹽堆積在關節或器官內引起相應炎症，導致動脈硬化、腎結石、關節炎、痛風等疾病。

3·酸性廢棄物堆積，使附近的毛細血管被堵，血液循環不暢，導致血糖、尿糖升高，和腎炎及各種癌症。

4·胃腸道酸性過多可引起便秘、慢性腹瀉、胃潰瘍等。另外，酸性體質還會影響孩子的智力發育。

【特別提醒】含磷、氯、硫磺等元素多的食品，一般視為酸性食品，如麵粉、肉類、穀物、油脂、酒類、白糖等；含鉀、鈉、鈣、鎂等元素多的食品，一般視為鹼性食品，如水果、蔬菜、豆製品、乳製品、海帶、鹼性飲料等。

「趁熱吃」才過癮

專家分析 很多人用餐時喜歡「趁熱吃」，認為這樣才過癮，其實吃燙食是一種很不好的習慣。首先，燙食會使口腔黏膜充血，導致黏膜損傷，造成潰瘍，破壞了黏膜保護口腔的功能。而且，高溫燙食對牙齦和牙齒都有害處，容易造成牙齦潰爛和過敏性牙痛。其次，太燙的食物還會導致食道黏膜損傷，刺激黏膜再生，留下瘢痕和炎症，長久下去還可能引起惡性病變。據報導食道癌的發生也與經常吃燙食有關。此外，長期吃燙食還可能破壞舌面的味蕾，影響味覺神經，使人口味越來越重，不利於健康。

【特別提醒】爲了自己的健康，用餐時儘量不要吃太燙的食物。

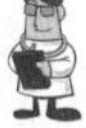

先喝酒後吃菜

專家分析 現代生活中，避免不了名目繁多的交際應酬，至於朋友聚會、下館子吃喝就更頻繁了。酒宴上，大家興高采烈，爲表示「感情深」，常常是「一口悶」，開席前先乾一杯再說。事實上，每天飲用25克以下的白酒，或相同酒精含量的紅葡萄酒，確實可以對人的心臟起保護作用，但若是空腹飲酒，即使飲酒量很少，對人體也是很有害的。酒水中80％的酒精是由十二指腸和空腸吸收，其餘由胃吸收，一個半小時的吸收量可達90％以上。飲酒後5分鐘，人的血液裏就有了酒精，當100毫升的血液中酒精含量在200～400毫克時，就會產生明顯的中毒；400～500毫克時，就會引起大腦深度麻醉甚至導致死亡。可見，空腹飲酒極大危害人體健康。再者說，長期空腹喝酒，還可能引起消化道的潰瘍疾病。

飲酒時的最佳佐菜首推高蛋白和含維生素多的食物，比如新鮮蔬菜、鮮魚、瘦肉、豆類、蛋類等等。必須注意的是，切忌用鹹魚、香腸、臘肉等物下酒，因爲此類燻製食品含有大量色素和亞硝胺，會與酒精發生反應，既有害於肝臟，還會損害口腔和食道黏膜，甚至有可能誘發癌症。

【特別提醒】聚餐時，在飲酒前最好先吃些東西墊墊胃，然後再慢慢地邊吃邊喝。

需要注意的是，做過胃切除手術的人，因為酒入胃後吸收快，應嚴格注意控制飲酒量，以免發生酒精中毒。

蛋白質攝入過多

專家分析 蛋白質是構建生命的基礎物質，不僅廣泛參與代謝過程，還擔負著爲身體提供能量的重任。蛋白質是由氨基酸構成，而在人體內的23種氨基酸中，有15種人體可以自己合成，其他8種必須由食物供給，被稱爲必需氨基酸。但是物極必反。人體攝入的所有蛋白質都需要肝臟代謝，再由腎臟形成尿液排出。如果蛋白質攝入過量，身體就需要超負荷處理蛋白的代謝廢物——尿素，使肝臟和腎臟長時間處於工作狀態下，甚而加重肝腎的負擔。

蛋白質分植物蛋白和動物蛋白兩種：過多攝入植物蛋白，其含有的蛋氨酸代謝產物會損傷動脈血管內壁而導致動脈硬化，促進冠心病發生；與植物蛋白相比，動物蛋白的吸收率雖較好一些，但在肉類中同樣含有大量脂類物質，食用過多時會引起高脂血症和肥胖。動物蛋白中含有的合成激素、尿素、硝酸鹽等有害物質，還會對身體造成慢性損害。如長期以肉、蛋、乳製品等高蛋白食物爲主要食譜，持續10～20年以上就會增大癌症的發病機率。

【特別提醒】飲食最好能做到葷素搭配，避免單純以蛋、肉類等高蛋白飲食為主的

飲食結構。飲食多樣化，合理進行食物搭配，才能保證營養均衡，並讓身體更健康。

油鍋冒煙再下菜

專家分析 很多人習慣用滾油炒菜，一定要等到油鍋冒煙了才下菜，認爲這樣炒出來的菜才會味道鮮美又香味撲鼻。事實上，做菜時油溫過高很容易產生致癌物質。不論是動物油還是植物油，這些用於烹調的油都是由甘油和脂肪酸組成的。植物油的熔點低於37攝氏度，動物油的熔點通常在45~50攝氏度之間。一旦油溫高達攝氏200度以上，其中的甘油就會分解，從而產生出一種叫「丙烯醛」的氣體，它是油煙的主要成分。「丙烯醛」是一種刺激性物質，會對人體呼吸道、消化道和眼睛產生強烈的有害刺激，引起流淚、嗆咳、厭食、頭暈等症狀。而「丙烯醛」的生成，還會使油產生大量的過氧化物，不利於人體健康。

【特別提醒】炒菜時油溫最好不要超過攝氏200度，以油冒煙為極限。這樣不僅能減輕「油煙綜合症」，下鍋的菜所含的維生素也可以得到有效地保存。另外，絕對要避免使用反覆烹炸過的油。

暴飲暴食

專家分析 面對美味佳餚，很多人食欲大增、垂涎欲滴，更有人喜歡狂飲暴食，以致終日飽脹。過多的葷腥食物會促使膽汁、消化液的大量分泌，有發生膽管疾病和胰腺炎的危險。高脂肪、高熱量的攝入，更容易誘發心腦血管疾病。高血壓、高血脂、動脈硬化的患者更要嚴禁暴飲暴食。暴飲暴食還會引起嚴重的消化不良、腹痛或腹瀉等疾病。一次飲食過飽的話，可能會發生急性胃擴張，如果搶救不及時，就會有生命危險。

【特別提醒】佳餚雖美，忌暴飲暴食。

喝太燙的湯

專家分析 有的人喜歡喝滾燙的湯，其實人的口腔、食道、胃黏膜最高只能忍受60℃的溫度，超過此溫度則會造成黏膜燙傷。雖然燙傷後人體有自行修復的功能，但反復損傷極易導致上消化道黏膜病變。經過調查發現，喜喝燙食者食道癌病發率較高。

【特別提醒】喝太燙的湯百害而無一利，以50℃以下的湯最適宜。

多食副食營養好

專家分析 每個人的食量是有限的，所以一些人減少主食的攝入量，以便空出肚子好吃更有營養的食品，但副食特別是葷菜吃得太多，脂肪和膽固醇攝入量也相應增多，容易引起肥胖及併發症。而碳水化合物有加強肝臟和解毒的功能，適量攝入主食可以起到保肝的作用。不吃主食或過少吃主食，會導致碳水化合物攝入不足，勢必要引起高蛋白或高脂類過度攝入，容易引起痛風，並加重腎臟負擔。吃高脂類飲食時人體所需的能量，主要由脂肪氧化供給，脂肪氧化不完全會產生酮體，大量酮體會引起酮症酸中毒，輕度中毒會昏迷嘔吐，嚴重者可能會危及生命。

【特別提醒】主食副食搭配的好才更有營養。

主食不清淡

專家分析 生活富裕之後，不加油鹽的米飯、饅頭、白麵條等顯得已經十分「落伍」了，似乎主食當中不加點「滋味」，就不能表現出生活之檔次。於是，餐館中主食選擇往往是餡餅、小籠包等美味主食，至少也是銀絲捲。家裏也要吃炒飯或餃子之類。未曾料到的是，這些所謂的「花樣」主食，確實能夠讓人感覺「飲食眞豐富」，但是同時也失去了吃主食的意義所在，對健康有害無益。

糧食的特點是澱粉多而脂肪極少，含鈉量也非常少，比較清淡。這種清淡的主食，配上味道豐富的萊餚，恰好能夠爲人體提供均衡的營養。東方飲食的最大優點之一，就是用清淡的主食搭配味道豐富的菜餚。如果該清淡的主食不清淡，就不能很好地發揮它固有的營養作用，甚至適得其反。

【特別提醒】眼下各種「花樣」主食，無論其外型和名稱如何，往往有一個共同特點：其中加入了鹽和大量的油脂。特別是餡餅和抓餅當中的脂肪以飽和脂肪為主，對於心血管的健康非常不利。

豆腐菠菜同食

專家分析 豆腐是一種不錯的保健食品，其口感柔軟、味道香純，深受人們喜愛，並且對人體的健康是很有好處的，大豆中的豆固醇能夠降低血液中的膽固醇，有助於預防和治療心腦血管疾病，還能抑制結腸癌。但是，豆腐卻不能與菠菜同煮食用，因爲兩者之間會發生化學反應。豆腐是生豆漿中加入鹽鹵或石膏做成的，鹽鹵中含有氯化鎂，石膏中也有硫酸鈣，而菠菜中含有很多草酸，草酸對人體沒有好處，而且它能與氯化鎂、硫酸鈣發生化學反應，生成不溶於水的草酸鎂或草酸鈣等白色沉澱，因鈣質是人體很需要的養料，一旦變成不溶於水的沉澱後人體就不能吸收，容易引發結石了。

【特別提醒】切記，不可將豆腐與菠菜同煮。

白糖拌番茄

專家分析 夏天，人們喜歡用白糖拌番茄吃，既香甜又爽口，但有的人吃後卻出現腹痛、腹瀉、肛門燒灼感，內服治療痢疾或腸炎的藥物也沒有效果，經醫院反覆檢查大便，發現活蟎和蟎卵。蟎是一種醫學小昆蟲，肉眼看不見。蟎喜歡吃糖，在有糖的場所，蟎蟲數量非常之多。有人對市場上銷售的紅砂糖進行檢查，發現1公斤糖內竟檢查出3萬隻蟎。日本曾報導195人因吃砂糖而引起蟎病。而今市場出售的白糖，包裝不一，有的在倉庫、運輸等環節中就污染了蟎蟲，如果不經加熱處理，撒在食品上，尤其是番茄拌白糖，蟎可以自由自在地隨番茄進入腸內，生長繁殖。它不僅使人腹瀉，而且還可以鑽人腸黏膜，形成潰瘍。蟎蟲病常常被誤診，尤其長期不明原因地腹瀉或被診斷爲「過敏性腸炎」的病人應檢查大便或找蟎。

【特別提醒】蟎蟲的防治，主要是加強食糖的運輸、貯存、包裝等衛生管理工作。家庭貯存的白糖，要置於乾燥通風之處，不要長期貯存。另外，用白糖拌的冷菜應該加熱處理後再食用。

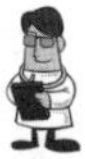

臭豆腐能直接吃

專家分析

臭豆腐是中國人發明的。人們常說：「臭豆腐聞起來臭，吃起來香。」很多人特別喜歡吃臭豆腐，下飯、夾饅頭吃得津津有味，可從來沒想到過，吃臭豆腐也有中毒的危險。爲什麼吃臭豆腐會中毒呢？原因是：臭豆腐的製作過程（多指土法製造的），一般是先將一大塊豆腐煮熟後切成若干小塊，再一層一層地放入缸、盆等容器中，然後將容器密封發酵。在這個過程的最後環節，即封口時，一種有毒菌體——肉毒桿菌（厭氧性梭狀芽胞桿菌屬，又稱肉毒梭菌）也隨之在容器內安家落戶，繁衍後代。因爲肉毒桿菌是一種厭氧菌，密封缸正好爲它提供了生存繁殖的環境。肉毒桿菌一旦進入人體內繁殖並釋放毒素，就會引起中毒的症狀。

【特別提醒】要防止吃臭豆腐意外中毒，辦法有二：一、是自己用土法製作臭豆腐時，密封的材料最好要有一定的通氣性，如荷葉、紗布等，而不要用塑膠薄膜之類不透氣的材料，避免肉毒桿菌的生存、繁衍。二、是在食用前，最好先將臭豆腐在鍋內蒸半小時，以殺死肉毒桿菌後再食用。

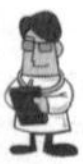

吃醋不當

專家分析 食醋保健悄然在生活中流行，醋飲品堂而皇之地登上了餐桌。但醋未必對人人都有保健作用，因此平時更不能忽視醋的副作用。(1)正在服用某些西藥者不宜吃醋，因爲醋酸能改變人體內局部環境的酸鹼度，從而使某些藥物不能發揮作用。(2)對醋過敏及低血壓者應忌用醋，因食醋會導致身體過敏而出現皮疹、搔癢、水腫、哮喘等症狀。另外，患低血壓的病人食醋會導致血壓降低而出現頭痛等不良反應。(3)中老年人在骨折治療和康復期間都應避免吃醋，由於醋能軟化骨骼和脫鈣，破壞鈣元素在人體內的動態平衡，會促發和加重骨質疏鬆症，使受傷肢體酸軟、疼痛加劇，以及骨折遲遲不能癒合。

【特別提醒】用醋拌的涼菜，既美味助消化，又能預防腸道傳染病的發生。醋酸有一定的殺菌作用，蛔蟲遇到酸時會自動退縮，在發生膽道蛔蟲引起的腹痛時，通常用醋

50毫升加溫開水50毫升緩緩口服，就能使膽道括約肌緩解，達到止痛、退蟲目的，為進一步治療創造了條件。

吃啥補啥

專家分析 在我國民間廣泛流傳著「吃啥補啥」的說法，如吃動物的心可以補心、吃肝可以補肝、吃肺可以補肺等。這種說法在某種程度上是有一定道理的。例如肝含有蛋白質、脂肪、膽固醇、鐵、鈣、維生素A等，具有養血、明目、補肝作用；腦含有豐富的蛋白質、卵磷脂、鋅等，具有健腦作用；骨頭中含有鈣、磷、膠原蛋白等，具有強筋壯骨之效。

但用現代醫學來分析「吃啥補啥」的說法並不科學。一般說來，心肌炎患者吃動物心臟會導致睡眠不安和腹脹；長期肝功能受損者「以肝補肝」會使膽固醇增高，加重肝臟負擔；而老人健忘食用動物的腦，可加重心腦血管堵塞。

【特別提醒】所謂補，就是通過均衡地進食含有各種營養素的食物，達到強身健體目的，不一定吃啥補啥，諸如：魚、肉、牛奶、蔬菜、豆類、各種水果、乾果、香菇、木耳等均具有良好的營養成分。

鮮海蜇

專家分析 大家都知道，食品應該吃新鮮的，否則色香味會變差，嚴重的還會因腐敗變質而喪失食用價值，甚至引起食物中毒，但鮮海蜇則相反。新鮮的海蜇含水多，皮體較厚，還含有毒素，只有經過食鹽加明礬鹽漬三次（俗稱三礬）使鮮海蜇脫水三次，才能讓毒素隨水排盡。三礬海蜇呈淺紅或淺黃色，厚薄均勻且有韌性，用力擠也擠不出水，這種海蜇方可食用。到海蜇產地旅遊，會遇到兜售不經處理或只經1～2次鹽漬處理的海蜇，可千萬別去品嘗或選購。

【特別提醒】任何事物都有其兩面性，有的食品不能吃得太新鮮，否則會對健康反而不利。

瓜子、花生人人都能吃

專家分析 瓜子、花生營養美味。嗑食瓜子可以促進唾液分泌，胃腸蠕動，因而有健脾、和胃、減少肝腸疾病、調節消化功能的作用。它們還含有豐富的鐵、鋅、鉀、鎂等微量元素，具有防止發生貧血等疾病的作用。瓜子、花生雖好，但並非人人皆宜。有一部分人會對它們過敏，或者是對這些食物在炒製過程中加入的某些香料過敏，出現紅斑、濕疹、蕁麻疹、全身搔癢等症狀。

【特別提醒】對瓜子、花生過敏的人，一方面要注意迴避，另一方面要積極治療。

春季吃海產品

專家分析 春季是急性痢疾病患的高發期，據統計發現，70%的患者是因爲吃海產品引起的，這是爲什麼呢？海產品在打撈上岸之前，自身就已經受到不同程度的污染。特別是螃蟹、貝類等，喜歡在海泥裏尋找浮游生物爲食，由於浮游生物本身受到污染，當被螃蟹、螺、貝類食用後，就可能帶有毒素和細菌。

海產品被打撈上岸後，由於運輸工具不衛生，保管不科學，也很容易受到污染。在加工過程中，螃蟹、貝類的排泄物深藏在殼裏，很難清洗乾淨，細菌很難被徹底殺死，人大量食用後，極易引發痢疾。

【特別提醒】春季是海產品生長的淡季，人們在這個時候食用的海產品大都是經冷凍存放時間較長的。海產品存放時間過長，就容易腐敗變質，而且變質後的有毒物質，即使經過加熱也不能徹底破壞其毒害性。人們食用後，毒性物質經腸道進入血液，便會危害到身體的健康。

野菜隨便吃

專家分析 隨著人們生活水準的提高，新鮮無污染的野菜，越來越受到人們的青睞，成爲餐桌上的美食。除了在市場上購買外，不少人還在野外採挖野菜，並把它當作「純天然綠色食品」。但是採野菜也要有選擇，不能盲目採食。

1·毒野菜不要吃：野芹菜、毒人參和白頭翁等都是有毒的野菜，如果誤食會導致噁心、嘔吐、手腳發冷、四肢麻痹，嚴重的可造成死亡。

2·受污染的野菜會致病：生長在城市裏的野菜不能隨便吃。因爲它們可能受到各種污染，食用後會對身體造成極大傷害。一些垃圾堆或工業廢水流經的草地、馬路兩旁生長的野菜，因遭受垃圾、廢水和汽車尾氣等的污染，其中汞、鉛等重金屬含量，及其他有害物質的含量會比較高，食用不愼或過多，很容易會造成中毒或致病。

【特別提醒】野菜的草酸含量較高，食用過多會影響到鈣質的吸收，吃之前最好用熱水燙一下，以利於草酸溶解。容易過敏的人也要少吃野菜，像莧菜、芥菜等都含有光敏性物質，容易誘發過敏反應。

味精

專家分析 味精可以調味，有些人爲了菜味鮮美，做菜時每每多加味精。但是，味精也是會致病的，它很容易誘發哮喘，造成嬰兒智力減退、生長發育遲緩，過量食用時甚至可能導致失明。以前，人們只知道哮喘與花粉、粉塵等致敏原有關，現在經研究發現，味精也會誘發哮喘。有關專家發現，當人們攝入添加了過多味精的食品後，就有可能誘發嚴重哮喘，因爲味精被吸收後可以影響中樞神經的活動。如果空腹吃下較多含有味精的食品，那就更容易誘發哮喘。

味精的主要成分是谷氨酸鈉，而谷氨酸鈉遇到酸鹼時就會發生化學變化，而生成谷氨酸二鈉。如在嬰兒食品中使用味精，谷氨酸鈉會和血液中的鋅發生特異性結合，導致嬰兒缺鋅。嬰兒一旦缺鋅，就會使得智力減退、生長發育遲緩等。若是哺乳婦女吃了含有味精的食品，她的嬰兒也會受到上述不良影響。因此，哺乳婦女不宜食用味精。

【特別提醒】值得注意的是，一切帶有酸味的飲食，都不宜添加味精，糖醋汁和番茄汁之類的食品也不宜添加味精，因為這些飲食品中的酸和鹼會與谷氨酸鈉發生化學變化，生成谷氨酸二鈉，從而使味精的味道改變。

黴變食物

專家分析 糧食、油類、花生、豆類、肉類、魚類等發生黴變時，會產生大量的病菌和黃麴黴素。這些發黴物一旦被人食用後，輕則出現腹瀉、嘔吐、頭昏、眼花、煩躁、腸炎、聽力下降和全身無力等症狀，重則可致癌致畸，並促使人早衰。花生和玉米在保存的過程中如果保管不善，使其受熱和受潮，就很容易發黴長毛，這種黴菌就是黃麴黴菌，它所產生的黃麴黴素是一種強烈的致癌物。有人曾做過實驗，用含黃麴黴素的玉米飼養老鼠，一年以後即可誘發肝癌。

【特別提醒】發生黴變的花生、玉米都不能吃。

過氧脂質

專家分析 過氧脂質是一種不飽和脂肪酸的過氧化物。如炸過魚、蝦、肉等的食用油放置過久；長期曬在陽光下的魚乾、醃肉等；長期存放的餅乾、糕點、油茶麵、油脂等，特別是容易產生哈喇味的油脂，油脂酸敗後會產生過氧脂質。研究人員發現，過氧脂質進入人體後，會對人體內的酸系統以及維生素等產生極大破壞作用，並加速促使人衰老。

【特別提醒】正處於發育期的孩子吃過多的垃圾食品，大腦很有可能會受到永久性的損傷，這些油炸處理過的食物不但會影響孩子們的肌體發育，而且會對他們的腦力成長帶來不利的後果。

保溫瓶貯存豆漿

專家分析 有人喜歡用保溫瓶裝豆漿來保溫，這種方法實不足取，因爲保溫瓶溫濕的內環境極有利於細菌繁殖。在溫度適宜的條件下，以豆漿作爲養料，瓶內細菌會大量繁殖，經過3～4小時就能使豆漿酸敗變質。另外，豆漿裏的皂毒素還能夠溶解保溫瓶裏的水垢，喝多了會危害人體健康。

【特別提醒】切忌使用保溫瓶貯存豆漿。

豆漿未煮沸就飲用

專家分析 生豆漿中含有一種叫皀甙的物質，皀甙如果未熟透進入胃腸道，會刺激人體的胃腸黏膜，使人出現一些中毒反應，如噁心、腹痛、嘔吐、腹瀉、厭食、乏力等。那麼豆漿應該怎樣煮才算熟？當生豆漿加熱到80～90℃的時候，會出現大量的白色泡沫，很多人誤以爲此時豆漿已經煮熟，但實際上這是一種「假沸現象」，此時的溫度尚不能破壞豆漿中的皀甙物質。

【特別提醒】正確的煮豆漿方法應該是，在出現「假沸現象」後繼續加熱3～5分鐘，使泡沫完全消失。

先冷後熱

專家分析 一些人剛剛飲用了冷飲，馬上又飲用熱咖啡、熱牛奶，這樣的冷熱變化容易使牙齒受到刺激而患牙病。而且冷飲、熱飲交替飲用對胃腸道也不利，容易引起消化道的功能紊亂。

【特別提醒】冷飲、熱飲應分開飲用，而且至少應間隔20～30分鐘。

飯前飯後喝冷飲

專家分析 飯前飯後30分鐘喝冷飲會沖淡胃液，降低消化酶的活性，不利於食物的消化吸收，從而危害人體健康。

【特別提醒】炎夏之時，飯前適當飲用一點淡鹽開水，即可補充身體所需的鹽分和水分，不必吃冷食冷飲。

口渴時喝冷飲

專家分析 夏日出汗多，口渴是經常發生的事，飲用熱茶能解渴。不少人以爲夏季吃冷飲可以消暑解渴，實際上喝冷飲只可以暫時降低一點溫度，卻沒有解渴作用，特別是過量的冷飲對身體並無益處。因爲，大量的冷飲進入胃腸後，造成胃腸血管迅速收縮，使喝下去的水積聚在胃腸道裏，不能及時被吸收和利用，不但渴的感覺沒有消除，反而使人感到胃裏悶脹。

【特別提醒】口渴時不宜喝冷飲，涼開水最解渴。

冷飲隨意喝

專家分析 有慢性腸胃炎的病人，如胃和十二指腸潰瘍、慢性胃炎、慢性結腸炎、長期腹瀉、消化不良等屬陽虛寒盛的患者，均不宜喝冷飲，尤其是不能喝冰汽水。這是因爲冷飲可刺激胃腸道，加重疼痛和腹瀉症狀，影響食物的消化和吸收。汽水含的碳酸氫鈉在胃中與胃酸發生作用產生大量的二氧化碳氣體，可增加胃內壓力，加重腹脹，嚴重者可致胃潰瘍或胃穿孔。對高血壓病或心臟功能較差的人來說，不宜飲用含鈉的水（礦泉水），因爲鈉會在體內滯留，對身體不利。患有慢性支氣管炎、肺氣腫、肺心病、哮喘、關節炎等屬於虛寒型的病人，平時對寒冷刺激頗爲敏感，如果過食生冷食品，必然會進一步損傷陽氣，導致舊病復發。

【特別提醒】冷飲不可隨意飲用，更不可大量飲用。

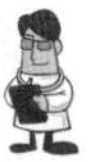

常飲碳酸飲料

專家分析 夏季時，天氣炎熱，喝一杯清涼可口的碳酸飲料能解暑提神。可您知道喝碳酸飲料會對身體造成哪些影響？長期大量飲用碳酸飲料，對人的生長發育是有一定影響的，主要表現在影響人的骨骼發育。有學者認爲，這主要是因爲碳酸飲料中所含的磷酸成分可以與鈣結合，影響人體內骨頭對鈣的吸收以及鈣在骨質中的沉積，從而影響骨骼的發育。成年人長期大量飲用碳酸飲料，則可以引起骨質疏鬆症。此外人體的酸鹼度在65～75之間，而碳酸飲料的酸鹼度則在55以下，長期飲用會使血液呈酸性，導致疲勞，免疫力下降等。

哈佛大學公共衛生學院統計學副教授格瑞絲•威沙克最近調查了當地460名十來歲女孩子，消費飲料的習慣與骨折之間的關係，他發現，常喝碳酸飲料的女孩骨折的危險比同齡女孩高三倍，而常喝可樂的女孩骨折的危險則比同齡女孩高五倍。

【特別提醒】在飲用和選購碳酸飲料的時候都要謹慎，更不要長期大量飲用。

吃火鍋食物不熟

專家分析 許多人喜歡吃生魚片、生蔬菜，吃火鍋更是主張「五分熟」，每次放進鍋裏的生食還沒煮熟，就撈出來塞進嘴裏，這是很不衛生的進食方式。需要提醒的是，很多海鮮、肉類本身都帶有細菌，很多生魚片和牛羊肉中都寄生有大量肝吸蟲。即使有些食品本身沒有問題，但在存儲、運輸和加工中也可能會沾染病菌。常言道，病從口入。食物煮不透，還容易導致胃腸道寄生蟲感染，造成腹瀉。有的細菌甚至會侵入腦部，可能引發腦膜炎和癲癇。

【特別提醒】吃火鍋時，食物切記一定要煮熟。

吃火鍋食物過燙

專家分析 剛從火鍋裏夾出的熱燙食物，應先放在碗內稍放涼一會兒再吃，不要立即入口。因爲吃太燙的食物，不僅會傷害消化道，還會刺激食道黏膜，引起口腔潰瘍和創傷性炎症，舌頭、食道也會形成創傷，是誘發急慢性咽喉炎的原因。如果經常吃太燙的食物，使咽喉炎症反覆發作，還會引發咽癌、食道癌。

【特別提醒】 吃火鍋時，食物切勿過燙。

吃火鍋水溫不夠高

專家分析 涮食時，火鍋中水溫要足夠高，一定要使水處於沸騰狀態。涮料放入後等再次沸騰後取出。如魚片、蟲刺蛄、石蟹涮不熟，吃了容易感染肺吸蟲和肝吸蟲病，羊肉片涮不熟，易得布魯菌病和旋毛蟲病。布魯菌病不易診斷，難以治好。布魯桿菌易進入肝、脾及骨髓內，形成慢性疾病，症狀有長期低熱、失眠、肌痛、關節痛、神經痛、肝脾腫大等。旋毛蟲病是人畜共患的寄生蟲病，人吃進含有旋毛蟲包囊的羊肉後，旋毛蟲在腸道裏發育爲成蟲，並產生大量的幼蟲，幼蟲鑽進腸黏膜，隨血流到全身，在肌肉內定居，長期寄生在人體。

【特別提醒】 吃火鍋時，一定要處於沸騰的狀態。

吃火鍋同時喝啤酒

專家分析 火鍋湯中含有大量的嘌呤物質，在體內會轉化爲尿酸；而喝啤酒容易使體內乳酸堆積，抑制尿酸的排出，還會促進尿酸分布在人體的關節或軟組織中，而導致痛風症。

【特別提醒】吃火鍋時最好少喝啤酒，多喝水。

貪喝火鍋湯

專家分析 有些人認爲吃完火鍋後喝點湯能吸收豐富的營養，其實這是個誤區。現在很多火鍋底料中，加入一些中藥藥材，俗稱藥膳。雖然大多加入的是普通的枸杞、人參等補品，但是並非人人適宜，有些火氣大的人喝了有這些藥材的湯可能就會上火。另外，在涮火鍋時，配料大多是肉類、海鮮和青菜等，這些食物混在一起煮後所形成的火鍋湯中含有大量的嘌呤，過量食用可能誘發痛風。吃火鍋時，大量進食嘌呤含量高的動物內臟、牛羊肉、海鮮，也容易導致痛風急性發作。有人認爲只喝湯不吃肉就沒事，其實，肉湯內嘌呤物質的含量比正常飲食要高出30倍，易導致體內嘌呤代謝產物——尿酸升高，最終誘發痛風。

【特別提醒】吃火鍋時最好少喝點湯，如果口渴，可以選擇飲用果汁或開水。

過度勞累後吃大魚大肉

專家分析 體力勞動或大運動量後，許多人要吃大魚大肉等油膩食品來補充營養，這種做法是很不科學的。因大魚大肉爲酸性食物，可使血液酸化，加之運動後產生的大量乳酸物質，會引起肌體酸中毒，加重疲勞的程度。

【特別提醒】過度勞累後忌吃大魚大肉，應多吃些清淡的食物。

咖啡提神

專家分析 許多人都知道，咖啡可提神醒腦，使人興奮。這是因爲咖啡中的一種物質，與人體的一種可以抑制神經衝動的化學物質非常接近。但是，不同性格和不同工作性質的人，喝咖啡會有不同的效果。如需長時間集中精神應付簡單工作的人，喝咖啡能夠刺激大腦，提高工作效率。而對於應付複雜工作，需要短期記憶的人來說，喝咖啡會使他們感到過度興奮，隨後便疲憊不堪。

近年來有專家表示，每天喝一兩杯咖啡可預防老人癡呆症，但仍然沒有確實證據可佐證。總之，咖啡不宜過量，每天最多不要超過三杯。

【特別提醒】咖啡中含有咖啡因，咖啡因具有刺激大腦皮質、調整心臟機能、擴張腎臟血管、利尿等功能。腦血管瘤患者和心臟病患者不宜喝咖啡，因爲咖啡因能加快心跳速度，易導致心臟缺氧；皮膚病患者和胃病者應少喝咖啡，避免因過量喝咖啡而導致病情惡化；孕婦和哺乳期婦女不能喝咖啡，避免咖啡因影響胎兒及嬰兒的正常發育。

果汁喝得越多越好

專家分析 由於果汁中大量的糖不能爲人體吸收利用，而是從腎臟排出，長期過量飲用，可能導致腎臟病變，產生一種稱作「果汁尿」的病症。另外，過多攝入果糖也會引起消化不良和酸中毒的現象。

【特別提醒】果汁還是不宜多喝。

口香糖健齒

專家分析 有些廣告宣稱口香糖能健齒，所以許多人吃了口香糖就不漱口，結果口香糖的糖分就會在口腔中發酵產生酸，腐蝕牙齒形成齲齒。另外，口香糖中含有硫化物、防老化劑、增塑劑等添加物，都具有一定的毒性，對人體健康相當不利。

【特別提醒】儘量避免嚼口香糖，吃了口香糖後應漱口。

將變質食物煮沸後再吃

專家分析 一些家庭主婦將變質的食物以高溫重新煮過再吃，以爲這樣就可以消滅細菌。而醫學證明，細菌在進入人體前分泌的毒素非常耐高溫，並不易被破壞分解。

【特別提醒】用再次加熱加壓來處理剩餘食物的方法，是不值得提倡的。

第九章　生活習慣中的健康禁忌

常用身歷聲耳機聽音樂

專家分析

時下，有許多的人特別是年輕人喜歡戴上耳機聽音樂。確實，戴上身歷聲耳機欣賞時，可使人心曠神怡、輕鬆愉快，對消除疲勞和增進身心健康都有一定好處。然而，如果較長時間地聆聽，並且將音量開得很大，就會產生相反的效果。

耳分爲外耳、中耳、內耳。外耳由耳廓和外耳道組成。外耳道是聲音傳入中耳的彎曲腔道，具有共鳴腔作用。中耳由鼓膜、鼓室和聽骨鏈組成。鼓膜既是外耳道的終端，又是外耳與內耳的分界，是橢圓形的薄膜，在聲波作用下產生振動。鼓膜向裏是一個1～2平方釐米的含空氣鼓室。鼓室內還有由3塊聽小骨相互串聯成的聽骨鏈。聽骨鏈與內耳相連。內耳的管腔螺旋近3圈，似蝸牛殼，其內有聽覺感受器，當外界的聲波經過外、中耳道傳到內耳的聽覺感受器時，聽覺感受器便將這種機械振動轉變爲電能——神經衝動上傳至大腦皮質的聽覺中樞，便產生了聽覺。而當我們戴上耳機後，外耳道口被耳塞或耳罩緊緊地包裹著，很強的聲壓直接刺激內耳的聽覺器官，絲毫沒有緩和、迴旋的餘地，時間一長，就會對聽覺器官產生不良影響：內耳的蝸神經末梢細胞和聽覺神經纖毛逐漸發生退行性變，發生萎縮，聽神經細胞的活動能力減弱。

【特別提醒】總愛戴一副身歷聲耳機，看起來「瀟灑」、「新潮」，但背後卻暗藏著隱患。因此，我們應當儘量減少帶耳機。

冷水沖頭解睏倦

專家分析 工作、學習的時間長了，會感到頭昏腦脹或睏倦瞌睡，這時有些人愛用冷水沖洗頭部，以求清醒頭腦和打消睡意。這種辦法當時也可能會奏效，但是，經常如此就會對身體有害。因爲當我們工作、學習時，人的大腦處於興奮狀態，時間長了超過一定限度，大腦會自然產生抑制，要求休息。而用冷水沖洗頭，強制大腦維持興奮會導致大腦興奮過程和抑制過程的紊亂，長此下去即容易產生神經衰弱、抵抗力下降，進而造成體弱多病。

【特別提醒】為了確保我們身體健康，當我們在工作和學習了一段時間後，千萬不要強制性地讓大腦維持興奮狀態，冷水沖頭雖解乏，但緊張弓弦弦易折。

飯後吸菸

專家分析 喜歡吸菸的人有一句口頭禪，叫做「飯後一支菸，賽過活神仙」。吸菸對人體有害，這是人人皆知的道理，但吸菸究竟有多大害處，飯後吸菸又有多大害處，恐怕並非所有人都清楚的。菸草中含有多種對人體有害的成分，如尼古丁、一氧化碳、氰化物，及放射性物質等。菸霧中有40多種致癌物質，菸中的尼古丁可引起腎上腺分泌增多，使血管痙攣、血壓升高、血中膽固醇增加，從而加速動脈硬化，引起腦血管疾病、冠心病、心肌梗塞。吸菸還可導致精子的數量和品質下降，影響生育，可使孕婦早產、流產。吸菸會使人弱視、產生視覺障礙。而飯後吸菸的毒害更大。

據研究，飯後吸菸對人體的毒害作用大約相當於平時的10倍。因爲飯後吸菸促使膽汁分泌增多，使胰蛋白酶和碳酸鹽的分泌受抑制，使胃黏膜血管收縮，引起酸鹼不平衡、胃功能紊亂，破壞體內調節機制，使人更容易出現各種疾病。

【特別提醒】我們要遠離菸草，吸菸成癮的人，一定要儘快戒掉香菸，更不要在飯後放下飯碗便拿起香菸。飯後吸菸就等於在吸毒一樣。

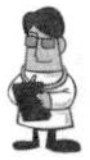

抹布擦碗筷

專家分析　很多人有這樣一種習慣，在使用碗、筷等餐具之前，總是用抹布把碗、筷等餐具擦一下。表面上看起來好像很衛生，至少能擦去一些我們肉眼看得見的髒物，其實這樣不僅達不到衛生要求，反而更不衛生了。對我們身體健康造成傷害的往往不是這些我們肉眼能看得見的髒物，而是肉眼所看不見的細小微生物，而抹布恰好就是各種微生物棲息的天堂。即使是專用擦碗筷的抹布，用一塊兒抹布來擦許多碗筷，如果其中一個碗消毒不徹底，有細菌或病毒存在，就會通過抹布傳染到其他碗筷上去。

【特別提醒】使碗筷衛生的方法是：先用溫水把油膩及食物殘渣洗掉，然後用清水沖洗，最好是再用火煮或蒸汽消毒。這樣，一般的病原菌都可殺滅。

長時間看電視

專家分析 電視節目令人迷戀，但人們卻忽視了眼睛的保健。特別是青少年，身體正處於生長發育階段，不注意看電視的習慣更易影響視力，造成視力減退，眼睛疼痛，所以一定要在看電視時講科學，以免眼睛受害。其實電視機對人體的傷害是因爲通電後能釋放X射線（X光）和紫外線。X射線是能引起機體損傷的射線，如長期小劑量受到照射，可以引起疲勞、乏力等症狀，而紫外線卻能引起眼睛紅腫、流淚、怕光等症狀，稱爲電視性眼炎。

【特別提醒】看電視應怎樣保護眼睛呢？(1) 距離合適；(2) 光線適宜；(3) 時間適當；(4) 合理飲食，多吃些利於眼睛保養的食物。

視力模糊便配眼鏡

專家分析 患了假性近視的人，由於視力不清，連續長時間讀書寫字，眼睛疲勞更加明顯，因而有些人便急於配戴一副近視鏡，以解除痛苦。但是，這樣做是不科學的。其實，有的人視力模糊，並不是眞的罹患近視，是假性近視，是由於平時用眼習慣不好，如在弱光下持續看書時間太長或躺在床上、坐在車上看書，眼睛爲了得到清晰的影像就拼命調節，睫狀肌痙攣收縮，晶狀體凸度增加，眼的聚光能力增強，以致遠視力越來越差。

一般來說，患有假性近視並不需要配戴眼鏡，只要及時糾正不良的用眼習慣、注意休息、減少用眼時間，睫狀肌痙攣就可以逐漸消除，遠視力也就隨之恢復。如果配上近視眼鏡，使焦點落在視網膜上，雖然看東西時清楚了，但視疲勞仍然存在。同時，由於戴近視鏡後眼軸增長而被束縛在異常位置上，以致假性近視變成眞性近視。因此，發現視力下降，應及時到醫院檢查，通過擴大瞳孔驗光確定眞性近視或假性近視，千萬不要到眼鏡店隨便配上一副近視眼鏡戴上，否則將弄假成眞，促使眞性近視形成。

【特別提醒】 由於假性近視是由於長期過近看書、姿勢不正、光線昏暗、連續看書寫字時間過長等不良習慣引起的，所以我們要養成以下的一些良好習慣：(1) 讀書寫字時，要保持光線充足；(2) 防止用眼過度；(3) 注重眼睛保健，活動眼球運動以及要有合理膳食營養；(4) 定期檢查視力。

大量使用合成洗滌劑

專家分析 現在，家用洗滌產品越來越多，它讓我們的生活變得更加清潔衛生，大大地方便了我們的生活，但是也給我們的健康帶來了一定的隱患。那麼，洗滌劑會給我們帶來什麼樣的傷害呢？首先要認識到一點，那就是大多的合成洗滌劑是化學製品，醫學研究表明，對人體有害的化學物質可導致上呼吸道刺激症狀，如鼻乾發癢、堵塞流涕、打噴嚏、嗅覺下降、咽喉燒灼感或異物感、咳嗽聲啞等。隨著局部呼吸道黏膜免疫調節異常和吞噬、清除病毒、細菌等異物的功能下降，很容易誘發氣管、支氣管及肺部的炎症反應和感染，累及整個呼吸系統。如果將不同性質的化學清洗劑混合起來使用，還容易產生有毒氣體，導致中毒。尤其是氯氣，毒性非常強烈，它對人的皮膚、眼睛、呼吸道、消化道等都有極強的刺激性，輕者會出現刺激性流淚、流涕及噁心嘔吐，重者則胸口疼痛、呼吸困難、睜不開眼甚至失明。

【特別提醒】 如何合理、科學地使用洗滌用品呢？(1) 多使用肥皂；(2) 選購無磷洗滌製品；(3) 不要混用洗滌製品。

長期臥床

專家分析 人睡醒後，先在床上稍微活動一下，就應立即下床，進入一天的活動、工作。但有些人喜歡賴床，這對健康是相當不利的。尤其是慢性病患者，如果有賴床不起的習慣，會使肌體的患病器官日趨衰退，還有可能會加重病情。人體在長期臥床、活動減少的情況下，容易導致骨骼中的鈣脫落，脫落的鈣類物質經血液吸收就會引起血中鈣的含量增高，而血鈣增高又勢必造成尿中鈣的增多，尿鈣增多則容易發生結晶而形成腎結石。同時，由於長期臥床姿勢固定不變動，也不利於尿液在尿路中自上而下流動，容易發生尿路感染。泌尿系統黏膜的炎症、含細菌的尿液對尿路結石的形成都有一定的促進作用。除了發生骨折外，中老年人患了腦血栓、腦出血等肢體癱瘓的疾病後，如活動減少，長期臥床都可引起腎結石。

【特別提醒】因病需要較長時間臥床休息時，也要在床上做定時坐起、翻身等活動，並應注意飲食的調配，多吃低鹽和低鈣的食物，避免吃含草酸高的番茄、芹菜等食物，同時要多飲水，這樣才能預防腎結石的形成。同時醫生建議慢性病患者，每天應按時起床堅持早鍛鍊，做20分鐘的戶外散步。

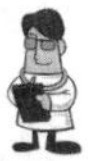

鹽水漱口

專家分析 在日常生活中，一些人有用鹽水漱口的習慣，以爲鹽水能夠起到消毒、殺菌的作用，借此達到保持口腔衛生的目的。其實，這樣做非但不能如願，而且會對身體健康構成損害。口腔醫學研究表明，不論是用清水、還是用鹽水漱口，對暫時減少口腔細菌的數量是有效的，並且兩者的作用沒有什麼差異。問題是用鹽水漱口20分鐘後，口腔內的細菌數量開始恢復，一個小時後細菌數量便恢復到漱口前的水準，而用清水漱口，雖然剛過10分鐘細菌就開始恢復，卻要到85分鐘後才恢復到初始水準。

爲什麼用鹽水漱口後，細菌反而要比用清水漱口更易繁殖呢？顯而易見，是鹽水將口腔中的細菌斬盡殺絕的同時，也將起著防禦危害作用的口腔黏膜破壞了，這就爲細菌的迅速恢復創造了條件。事實上，用鹽水漱口的弊端還不止於此。倘若長期用鹽水漱口，牙齒表面就容易沉積色素和污垢，進而會引發或加重牙齦炎和牙周病。

【特別提醒】習慣用鹽水漱口者，應該摒棄這種不科學的方法，尤其是心腦血管病、糖尿病和胃病患者，更不應使用，否則可使疾病加重，甚至引發更壞的結果。

共用梳子

專家分析 有的一家好幾口人共用一把梳子，即使來了客人也要用同一把梳子，這是很不衛生的。全家人都很健康時不會出什麼事，一旦某個家庭成員患有頭癬，其用過的梳子健康人接著用，就可能將頭癬傳染給健康人。頭癬，由眞菌的微生物引起，分黃癬、白癬和黑癬三種，分別由黃癬菌、鐵銹色小孢子菌、紫色癬菌或斷發癬菌等病眞菌感染造成。這些眞菌感染頭皮後，就會在毛囊裏生長繁殖，損壞毛髮及其毛髮周圍組織，使頭髮脫落，結瘡痂，令人疼痛難忍。

【特別提醒】病人用過的梳子、枕巾、帽子或理髮工具等，都可能沾染上病菌，如果不消毒就給別人使用，就會傳給別人，因此這些東西不要混用，最好個人專用。病人用過的枕巾、帽子、梳子等要定時煮沸消毒。

濕著頭髮睡覺

專家分析 夏天晚上洗澡後，很多人常常不等頭髮乾了就上床睡覺，甚至還開著冷氣或電風扇。結果第二天醒來後，就會感到頭痛乏力或感冒流涕。這是因爲，一天當中人的陽氣在午夜最弱，尤其在夏季，本來人體消耗的能量就大，容易感到疲憊，抵禦疾病的能力較低，所以睡前水分滯留在頭皮上，就會使頭部的陽氣遇寒而凝結，長此下去還可能導致氣滯血淤或經絡阻閉。

如果洗完頭後馬上睡進入有空調的房間裏，就更是寒濕交加，容易患病，甚至睡到半夜就會感到頭皮局部有滯障麻木感，還伴隱隱的疼痛感，次日清晨更會頭痛難忍。久而久之。還可能引發一種稱爲「頭皮下靜脈叢炎」的疾病，給健康帶來極大的隱患。

【特別提醒】頭髮濕著睡覺對健康有害，所以在洗澡後，要用毛巾儘量將頭髮擦乾或用吹風機吹乾後再上床休息，這樣不僅可以避免引起頭部不適，還可防止頭髮上的水弄到枕頭上，睡覺時會感覺不舒服。

吃飯在桌子上墊報紙

專家分析 很多人爲了避免吃飯時的菜汁油漬弄髒桌子，習慣在桌子上墊幾張報紙，並且一般還會一邊吃飯一邊看，事實上這對健康很不利。有研究表明，吃飯時不要用報紙來墊桌子，更不要使印刷品直接接觸到食物，因爲這樣很可能會導致油墨污染。報紙在印刷過程中使用的油墨，通常含有乙醇、異丙醇、甲苯、二甲苯等有機溶劑，它們都含有劇毒性。即使這些有機溶劑乾燥後，絕大部分危害會消除，但殘留部分仍然會對人體形成潛在危險。如果長期吸入，可能影響到大腦的中樞神經，對健康造成極大危害。報紙彩頁上油墨面積大、墨層厚，有機溶劑的殘留會更多。想墊桌子，可以選用廚房用紙。在吃飯時，不要讓手或餐具接觸到報紙，這樣可以避免把細菌吃進肚子。

【特別提醒】翻看過的舊報紙墊桌子，更不可取。人的手上有數以萬計的細菌、病毒，而報紙使用的染料黏附能力很強，病原體很容易留在報紙上。翻看報紙的人越多，上面吸附的病原體微生物就越多。

臥室放電器

專家分析 越來越多的電器被「請」進了臥室，生活似乎也變得更加舒適。然而，這些電器的電磁輻射已成爲人們健康的「隱形殺手」。臥室是人們休息的主要場所，而且睡眠時生理機能減緩，人體抵抗力下降，這時如果處於電磁輻射之下，危害更加嚴重。科技的進步帶來了生活上的便利，也帶來了越來越多的電磁污染，只要是電器就會有輻射。在家用電器中，電磁輻射危害較大的有電視機、電腦、組合音響、手機、電熱毯、電動剃鬚刀、電子鬧鐘等。如果長期睡在高磁場的地方，對身體的不良影響非常大。電磁輻射會引起心悸、失眠、心動過緩、竇性心律不齊等症狀；而長期處於高輻射環境中，會使血液、淋巴液和細胞原生質發生改變，影響人體循環、免疫、生殖和代謝功能，嚴重時還會誘發癌症；對兒童而言，甚至會導致智力殘缺和白血病。

【特別提醒】臥室裏儘量不要放電器，即使要放也要離床遠些，最好在一公尺以外；睡覺時也不要把電子鬧鐘、手機等放在枕邊，如果要放，至少要離頭部一公尺半。

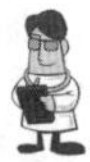

便後用衛生紙

專家分析 大多數人對個人衛生都很注重。但人體最髒的部位卻一直被忽視，一個更應該經常清洗的部位——肛門，人們往往是一擦了之。科學研究告訴我們：任何病毒細菌，都有適合其生存與繁殖的溫床，也有令其迅速傳播的有利環境。越是骯髒的地方，越是容易滋生與傳播病菌，這是一個不爭的事實。據世界衛生組織的報告資料顯示，糞便中的病毒有100多種，這些病毒在糞便中能生存數月。而我們的肛部肌膚有較深、較多的皺褶，每次排便都會隱藏糞便殘渣，無論用什麼擦，都難以將殘留物擦乾淨，而且擦得越仔細，越用力，越是容易將糞便殘渣推向深處。用水洗才徹底乾淨和舒爽，沒有異味，可預防痔瘡病發生，女性更不易得尿道炎、膀胱炎。

目前市面有許多沖洗的免痔馬桶，建議您的家庭，最好也開始使用，不過，還是要買大品牌的品質上才有保證，才不致流於形式。

【特別提醒】便後用溫水沖洗，能將病菌徹底清除乾淨，徹底保證衛生，防止污垢留存在身體，隔除細菌感染，所以我們大小便之後不僅要洗手，最好也沖洗一下肛部，洗後會覺得非常乾爽、快樂和心情舒暢。

洗衣粉使用不當

專家分析 在生活中，有不少人把洗衣粉當「萬用清香劑」用，除了洗衣服，還拿來洗滌餐具，擦洗家具、地板，認爲它有去汙、消毒、殺菌的作用。殊不知，這樣可導致洗衣粉進入人體，即使進入體內的洗衣粉數量十分微小，也會引起毒害。市場上的很多洗衣粉都添加了一些新的成分，具有了更多更強的洗滌功能。這些成分主要包括表面活性劑、助洗劑、穩定劑、分散劑、增白劑、香精和酶等。動物實驗表明，長期接觸大劑量的洗衣粉，會導致肝臟和神經功能受損，並引發癌症。

人體的皮膚是弱酸性的，它具有抑制細菌生長的作用。而洗衣粉是鹼性，當人的皮膚和它接觸時間久的話，皮膚的弱酸環境就會遭到破壞，這樣的結果就是會出現皮膚搔癢的現象，某些過敏體質者還會出現支氣管炎等症狀。再有就是人的皮膚有一層起保護作用的油脂，一旦接觸了洗衣粉後，這層保護油脂便會被洗掉，從而使人的皮膚變得越來越乾燥。

【特別提醒】購買洗衣粉要儘量選功能簡單、添加成分少、氣味淡的。從環保角度講，最好選擇對水質污染小的無磷洗衣粉。

消毒水

專家分析 人們使用消毒劑大都出於心理作用，覺得用了之後心裏踏實。但如果一味通過消毒來追求「無菌環境」，會造成環境中微生物細菌的耐藥性，反而助長了病菌肆虐。有的人在洗衣服時加入消毒水殺菌，但洗衣粉多含有表面活性劑，如果將洗衣粉和消毒水混合使用，很容易發生化學反應，使各自的功效減弱。若將含氯的消毒水與含酸的洗衣粉混用，會導致氯氣產生，當氯氣濃度過高時，會刺激人的眼、鼻、喉等器官，嚴重時還會損傷人的心肺組織，甚至危及生命。

【特別提醒】家庭清潔應以除塵為首要措施，只有當家有病人或患傳染病的客人來訪後，才有必要對物品表面進行消毒。這時，消毒液最好選擇較溫和的種類，不要盲目追求高濃度。

隨便拔白頭髮

專家分析 年紀輕輕就滿頭白髮，確實不美。於是，很多人對於白髮的處置方法就是見一根拔一根。這是非常不科學的。如果出現了「早生華髮」的現象，不要隨便拔，因爲，強行把白髮拔掉會傷害髮根，特別是拔得太多的話，還可能引起皮囊炎。最好的方法是立即就醫，找出生白髮的原因，然後對症下藥。

年輕人長白頭髮是先天或後天原因所致。先天的一般是遺傳，很難醫治。後天的大多是因爲壓力太大或營養不良形成的。另外，膳食不均衡、缺乏微量元素也會造成過早就生白髮的現象。

【特別提醒】不要讓頭髮過多地曬太陽，因為紫外線可使頭髮中的化學結構斷裂，破壞頭髮的彈性，使頭髮變乾，顏色變淡。

飯後馬上睡覺

專家分析 飯後，人們常常會很想睡覺，這主要是因爲進食後血液對消化系統的供應增加，對神經系統和運動系統的供應減少，會使人感覺非常睏乏，所以非常想睡覺。但專家指出，飯後不能馬上睡覺，因爲進食和上床睡覺的時間間隔過短，很容易在睡覺時感覺燒心、胸痛。飯後至少3個小時之後才去睡覺比較好。有研究證實，吃飯和睡覺時間間隔越短，患胃食道逆流病的危險就越高。

飯後三小時之內就上床睡覺者，比那些飯後三、四小時以後，甚至更長時間才上床睡覺的人，受燒心痛苦折磨的機率要高出7.45倍。

飯後馬上睡覺對中老年人尤爲不利，中老年人進餐後，消化道的血循環旺盛，腦部血流相對減少，加上睡眠靜止不動，就容易加重腦局部供血不足。

【特別提醒】人們進餐之後，不宜馬上睡覺，應做些輕微的活動，以利於食物消化、血液循環。

熱水淋浴過久

專家分析 許多人喜歡長時間用熱水沐浴，以爲有助於血液循環，舒筋活血。殊不知，熱水沐浴時間過久，對身體健康很不利。

科學家研究發現，自來水含有對人體有害的化學物質三氯甲烷和三氯乙烯，據蒐集到的資料顯示，若用熱水盆浴，只有25%的三氯甲烷和40%的三氯乙烯釋放到空氣中；而用熱水沐浴，釋放到空氣中的三氯甲烷就要達到50%，三氯乙烯高達80%。淋浴時，熱水被噴射分解成無數個微小的水珠。這些水珠的表面積總和要比一般池浴、盆浴的水多1倍，因而有毒物質的蒸發量也要大得多。沐浴時間越長，水溫越高，彌散蒸汽中的有毒物質就越多，被人體吸收的也越多。長時間用熱水淋浴，比起直接飲用含有毒物質的水，具有更大的危害性。

此外，經現代醫學研究發現，孕婦長時間淋浴會影響胎兒正常發育，因爲母體中產生高熱時，最易傷害胎兒正在發育中的中樞神經。

【特別提醒】凡事都應把握好尺度，掌握好分寸，洗浴的時間不要太長，將全身沖洗一遍也就可以了。當然最好是改用熱水盆浴，再滴上幾滴精油，這樣不僅減少洗澡時間，對減壓解乏也非常有幫助。

早晨賴床

專家分析 科學驗證，正常的人體內分泌及各種臟器的活動有一定的晝夜規律。這種生物規律調節著人本身的各種生理活動，使人在白天精力充沛，夜裏睡眠安穩。如果平時生活較規律而到假期睡懶覺，會擾亂體內生理時鐘的節律，使內分泌激素出現異常。長時間如此，則會精神不振，情緒低落。

年輕人賴床，常常會不吃早飯或遲吃早飯，易引發慢性胃炎、潰瘍病等，也容易發生消化不良。而且肌肉組織長期處於鬆緩狀態，代謝物不能及時排除，容易引發腰部疾病。另外，還可能會影響到記憶力，降低學習、工作效率。中老年人賴床不起易導致肌體衰弱，損害心臟活動和休息的規律，導致心臟收縮乏力。賴床者由於不按時起床活動，不按時吃早餐，容易引發胃腸痙攣，導致饑餓性蠕動，並且還會誘發慢性胃炎、潰瘍病變、胃腸綜合症。

【特別提醒】事實上，會賴床的人，起床之後往往都會感覺比一般人累，不信你可以去問問他們。

飯後叼牙籤

專家分析 消毒不嚴、管理不善的牙籤易引起疾病。任人抓取的牙籤上附帶的各種各樣的細菌、病毒，會通過牙籤進入人體內，據衛生部門化驗，一根小小的牙籤上竟「藏」著幾萬個細菌。

1．牙籤使用不當，將導致牙周疾病。如果無塞牙現象而亂剔牙，或牙籤使用不當就會造成牙齦炎、牙齦萎縮、牙間隙增大而導致牙周疾病。切不可將牙籤用力壓入牙間乳頭區，因爲這樣會使本來沒有間隙的牙齒間隙增大，造成牙周病。

2．叼含牙籤不慎可能危及生命。臨床上經常見到有人因叼含牙籤而不小心將牙籤吞進肚內，把小腸穿破，經醫院緊急手術開刀才從體內取出的病例。

【特別提醒】如果無塞牙現象就不要剔牙，同時，要養成每天正確刷牙的習慣。提倡用牙線代替牙籤，另外，還有一種清潔牙齒表面菌斑和食物殘渣的專用小刷子叫間隙刷，使用間隙刷對牙縫清潔效果非常好，還能預防牙周疾病，應大力宣導。

清晨起來急著開窗換氣

專家分析 很多人清晨起來，就立刻打開關閉的門窗，想把最新的空氣放進來。但是，監測卻表明，對於那些車流量比較大的街道，由於夜間城市底層大氣比白天穩定，湍流較弱，同時風速也較小，並不利於污染物的稀釋擴散，所以早上七點左右，污染物濃度依然很高。所以，對於生活在街道旁邊的居民來說，是不宜馬上在清晨開窗換氣的。

從一天的氣壓來看，清晨溫度最低，氣壓最高。由於氣壓較高，空氣中的微小沙塵、不良氣體等污濁之物，都被早晨較高的大氣壓力壓在接近地面的地方，很難向高空散發。所以說，此時正是一天中地面空氣污染最嚴重的時候，尤其是貼近地面的空氣，品質最差。如果這個時候開窗換氣，不但達不到清新室內空氣的目的，還容易把室外的不良氣體引入室內，從而對人體健康造成不利的影響。

【特別提醒】清晨起來不要急著開窗換氣，最好等到沉積在地面的污濁之氣升空散發後再開窗換氣。比如上午9~11時，下午2~4時。這時的氣溫比較高，空氣品質較好，是開窗換氣的最佳時機。

吸鼻子

專家分析 不少人在感冒時大都會有鼻塞等不適的症狀，有的人怕麻煩，或是一時不方便，沒有擤鼻涕，而是把鼻涕往鼻腔裏吸。這種做法不僅不衛生，更重要的是這個動作如果成了習慣，還會把細菌通過鼻涕抽回到鼻腔，引發鼻炎、咽炎，甚至加重病人的心臟負擔，引發心腦血管疾病。

事實上，鼻子每天要分泌500～800毫升的液體來保證整個鼻腔的濕潤，用這種溫暖濕潤的環境來保證人體免疫功能的完善。如果受感冒等疾病的影響，鼻子長期處於有炎症的狀況下，就會變成慢性鼻炎，使鼻部的組織發生不可逆轉的轉變，各種細菌就會從鼻腔進入呼吸道，甚至消化道，直至隨血液到達全身，使人們出現咽部炎症、心臟病、皮膚病、關節炎等問題，引發全身性的免疫力下降，間接地縮短人的壽命。研究發現，很多病的根兒其實都在鼻子上，腦梗、心梗等嚴重疾病前期的一些致病因素像缺氧、打呼嚕等，其實都和鼻子的問題有一定的關聯。

【特別提醒】一定要養成良好的衛生習慣，有鼻涕就要向外排，才能避免更嚴重感染的發生。

臥床看書

專家分析 臥床看書不僅會損傷視力，還有很多其他危害。一些生理學家認爲：床是用來睡覺休息的。躺到床上後，人體承受地球引力的面積就會增大，人體自有的生理節奏率受到了緩衝，這就成了人想入睡的信號。而臥床看書，會使大腦不斷釋放資訊，強制改變人體已放慢的生理節奏，長此以往，就會使人體生理節奏失去平衡，從而導致神經衰弱和各種心血管疾病的發生。有些人還喜歡趴著看書，這會使心肺長時間受到壓迫，容易導致心肺疾病。

【特別提醒】臥床看書對人體健康有百害而無一利。

坐在沙發上看書

專家分析 沙發的坐面一般較低，而且富有彈性，人坐下後，臀部會下陷，背肌在骨盆後部被拉長。此時如果雙手把書高抬，背部、頸部及眼睛雖感舒服，但雙臂卻極易疲累；若雙臂下垂，依物托書，又會使得雙眼向下注視及頸部彎曲。時間一長，易導致下部眼肌疲勞和頸部酸痛。若直起身子，把書放在膝上，頭向下看書，因爲頭部重力的作用，背肌在頸部又會被拉長，人很快就會感到腰酸頸痛。如果經常坐在沙發看書報，時間長了就很容易患上頸椎疾病，甚至還會損害視力。

【特別提醒】如果要長時間看書看報，最好還是不要坐在沙發上。

強光下看書

專家分析 看書時光線過強，就會損傷眼睛健康。眼睛的瞳孔有類似照相機的光圈作用，瞳孔的開大與縮小，可控制進入眼內的光線。光線過強時瞳孔縮小，光線暗淡時瞳孔擴大。若長期在強光下看書，瞳孔就會持續縮小，而導致眼球肌肉痙攣、疲勞、眼球脹痛，甚至頭昏目眩等。而且，光線太耀眼的話，我們還會覺得眼前有一團亮光經久不消，看哪裡就亮到哪裡，這是視網膜黃斑區受強光刺激後的後像作用所致，看東西也就不可能清楚了。長期在強光下看書，由於睫狀肌過度調節，不但會導致近視，對視網膜（尤其是黃斑區）還會造成損害，使視覺敏感度下降，引起永久性視力減退。

【特別提醒】要盡可能避免在強光下看書。

久蹲廁所

專家分析 有些人喜歡在蹲廁所時看書報，於是奇特的讀物——「馬桶文學」應運而生，專供人們上廁所時閱讀欣賞。我國雖然還沒有出現這種專門的文學形式，但我們也能經常看到蹲在廁所裏邊如廁邊看書者。有的人甚至在裝修房間時，就在洗手間裏安置書架、報架，開闢「第二戰場」。這種惜時如金的學習精神確實可貴，但是，我們卻不提倡這種行爲。醫學研究表明，人解大便的動作是一種反射性動作，一部分是隨意的，而我們的意識可加強或抑制排便動作。當人在解大便時，主動與被動兩方面都在同時起著作用。要是在排便時讀書看報，那麼主動排便意識就會被削弱，排便時間就會延長。久而久之，就會逐漸形成大便規律性差、排解時間長等壞習慣。而排解大便時間長及沒有規律等習慣，正是引起痔瘡、脫肛等疾病的罪魁禍首。

【特別提醒】與其這樣在廁所裏看書報，還不如儘快解完大便，然後到環境比較好的地方去讀書看報呢！

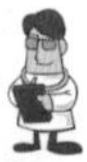

蹲廁所抽菸

專家分析 有些人喜歡在蹲廁所時抽菸，覺得香菸的煙味能夠驅除排泄物的異味。其實，蹲廁所時吸菸，菸味根本不能驅除臭味，還會使人吸入更多的有害氣體，加倍危害身體健康。通常情況下，廁所內的空氣流通都不太好，有些甚至會處於「密封」狀態。如果在這樣的廁所中吸菸，香菸燃燒不僅會散發出大量的有害煙霧，還會消耗氧氣，使得廁所內的空氣不僅含有高濃度的有害物質，含氧量也會明顯不足。所以說，如廁時吸菸對人體健康的危害要更大，不僅容易導致機體缺氧，還會因吸人大量的高濃度有害煙霧而產生頭暈眼花、身體疲乏的症狀。對體質虛弱、患病者而言，上述症狀只會更加嚴重。

【特別提醒】蹲廁所時抽菸除了對本身不好，對下一個使用者更是非常的不禮貌。

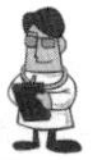

久憋便意

專家分析 很多人只在便意十分明顯時才去廁所，甚至有便不解，甚至憋著，這是十分不利於人的身體健康的。強忍小便，可能會導致急性膀胱炎，出現尿頻、尿疼、小腹脹疼等症狀。要知道，有憋尿習慣的人患膀胱癌的可能性要比一般人高出5倍。若憋尿過久，尿量超過了膀胱的最大儲量，就可能會回流向輸尿管，時間長了，甚至會引發尿毒症，膀胱括約肌也會變得鬆弛，有可能會發生小便淋漓甚至失禁。不僅如此，隨著尿液在體內不斷增加，使得膀胱不斷膨脹，當膀胱存儲空間達到極限時，便會被憋爆，造成嚴重的後果。

大便若不及時排出，其水分就會被腸道反覆吸收，導致發生大便乾燥，造成身體極度不適。而且，大便中的毒素也會在人體內不斷蓄積，有害物質重覆被腸道吸收，腸道菌群環境被破壞，從而導致便秘、肛裂、痔瘡等一系列疾病，甚至有可能誘發腸癌等致命的疾病。

【特別提醒】我們最好能養成良好的排便習慣，定時清除體內的垃圾才對身體更有好處，不要強憋便意，如果能養成在晨間排大便的習慣，對身體的減負和排毒而言是最好的，可以有效地減輕身體負擔，使你一天都感覺十分輕鬆。

饑餓時洗澡

專家分析 有些人認爲既然吃飽了再洗澡對身體不好，就喜歡空著肚子洗澡，還覺得身體輕快；部分希望減肥的女士則認爲，既然洗澡能夠消耗熱量，那麼餓著肚子洗澡就可以消耗更多的熱量了，所以饑餓時洗澡有利於減肥。其實以上兩種看法都是對人體有害的。

俗話說：「飽了不理髮，餓了不洗澡。」因爲水的傳熱性是空氣的26～28倍，洗澡本就要消耗許多熱能，而當人饑餓的時候，血液中的葡萄糖偏低，無法滿足人體消耗熱量的要求。所以，餓著肚子洗澡時容易因低血糖而頭暈眼花，甚至會昏倒、休克。

【特別提醒】最佳的時間就是飯後1小時後洗澡，此時胃內的食物已經消化得差不多了，洗澡不僅不會導致血糖降低，也不會佔用太多的血液，導致消化不良。

用力搓澡洗得乾淨

專家分析 雖說搓澡能洗得乾淨一些，但卻存在著健康隱患。使用尼龍搓澡巾，並用力搓澡，很容易患皮膚搔癢。這是因爲，皮膚的彈性與表皮中所含的水分有關，皮脂腺分泌的皮脂，在皮膚表面擴散形成一層薄膜，可以防止水分的蒸發。如果過於頻繁地洗澡，尤其是極用力地搓澡，就會使皮膚表面皮脂過量損失，讓皮膚變得過於乾燥，造成搔癢。而且，因爲皮脂還有抗生物損傷的屏障作用，皮脂減少了，抗生物損傷的屏障作用自然也就隨之降低了，病毒就會乘虛而人，導致傳染性軟疣等皮膚病。

【特別提醒】洗澡時最好不要過度用力搓澡，更不要使用尼龍澡巾來搓澡。經常洗澡的人，沖一沖即可，也不要每次都使用香皂或沐浴乳。

醉酒後洗澡

專家分析 洗完澡後身體會有些疲乏，這是由於洗澡使人體的葡萄糖大量消耗，導致鉀鈉離子大量丟失造成的。而且，洗澡還會消耗體力，使血糖有不同程度的下降，這樣肝臟中原來貯存的糖元，就要不斷轉化爲葡萄糖補充到血液中，使血糖不至於下降過快。人醉酒後，酒精會阻礙肝臟對葡萄糖儲存的恢復。因此，酒後洗澡會使肝臟無法及時補充血液中消耗的葡萄糖。而洗澡時皮膚血管擴張和酒精對血管的擴張作用，也極易使血壓下降，使人虛脫休克。

【特別提醒】醉酒後最好不要洗澡，先休息一下再洗吧！

牙齒可當「開瓶器」

專家分析 有些人自詡牙堅齒健，在喝酒時常用牙齒當開瓶器開啓瓶蓋，其實這對牙齒是十分有害的。牙齒是人體消化器官的主要組成部分，它不僅可用來咀嚼食物，還能幫助人清晰地發音講話。用牙齒開啓瓶蓋，在咬開瓶蓋時，因受力不均，輕者會使得牙齒鬆動、疼痛，並因而引發牙齦疾病；重者則會導致牙齒脫落或碎裂。

【特別提醒】為了健康，不要將牙齒當作「開瓶器」。

長期用同一種牙膏

專家分析 長期使用同一種品牌的牙膏，會導致口腔內的細菌對這種牙膏的成分產生抗藥性，無法再起到殺菌作用，而易患口腔疾病。現在市場上所銷售的衆多藥物牙膏，其所含的藥用成分確實具有一定的藥效，對一些口腔疾病在短期內確實有治療效果。但若長期使用，口腔內的細菌會對其產生耐藥性，並使口腔內的菌群失調，而產生口腔疾病。

【特別提醒】在日常生活中，你不妨定期更換不同品牌的牙膏。

牙膏泡沫越多越好

專家分析 有些人認爲牙膏的泡沫越多，品質越好。其實並非如此。牙膏的主要成分是摩擦劑、洗滌劑和芳香劑。其中，決定去垢能力的主要是摩擦劑，它依靠機械摩擦來刷除牙垢；芳香劑能產生芳香的氣味，還能殺菌；洗滌劑能產生泡沫，泡沫使刷除下來的牙垢懸浮，不再與牙面黏附，並隨漱口水吐出口腔。但洗滌劑也有潤滑的作用，若洗滌劑過多，產生的泡沫就會多，潤滑能力也會增強，但這樣將會降低摩擦劑的摩擦能力而影響潔齒效能。而且洗滌劑的主要成分是皂片或合成洗滌劑，皂質會在口腔唾液中分解，以分解成苛性鹼或脂酸，不僅會刺激口腔黏膜，還會破壞唾液中的酶。含皂量過大，摩擦力降低，就會影響潔齒效果。

【特別提醒】 刷牙最好還是不要使用多泡沫牙膏。

牙刷沒壞不用換

專家分析 不少人都這樣認爲：牙刷沒壞就不用換，用完了用清水沖洗一下，就乾淨、衛生了。其實，如果你將使用了15～35天的牙刷拿去檢測，就會發現牙刷上已經滋生有大量的細菌（如白色念珠菌等）。隨著使用時間的延長，牙刷上滋生的細菌就越多。這些細菌會通過直接吞咽或由破損的口腔黏膜處進入人體內，進而引發各種口腔疾病及多種全身性疾病。

【特別提醒】 為避免因牙刷污染而危害健康，經常更換牙刷就是十分必要的了。最好每個月換一支新牙刷。如已患有牙齦炎、口腔炎、咽喉炎等疾病，就更應該經常更換牙刷了。

刷牙水溫過冷或過熱

專家分析 有些人刷牙喜歡用熱水，覺得夠熱的刷牙水才能把牙刷得乾淨；而有些人則喜歡用冷水，覺得冷水刷牙能鍛鍊牙齒的承受能力。刷牙水溫是否適宜，對保護牙齒事關重大。實踐證明，過冷或過熱的刷牙水都不利於潔齒護齒。因爲過冷或過熱的驟然刺激，將會影響牙齒和牙齦的正常代謝，甚至引起牙髓出血和痙攣。而且常用冷水刷牙的話，部分口腔細菌無法通過刷牙來清除掉，會對牙齒造成危害，容易引發口腔疾病，縮短牙齒壽命。

【特別提醒】專家建議，用攝氏35～39度的水刷牙、漱口，才最有利於保護牙齒。

隨處洗牙

專家分析 洗牙可以防治牙病、美白牙齒，但洗牙一定要愼重。洗牙是一種專業性很強的技術工作，操作者要經過嚴格的培訓才能勝任。在大醫院的牙科洗牙通常需要1～3個小時，而在某些牙科小診所或美容院裏，洗牙只需十幾分鐘。事實證明，在不正規的地方洗牙有很大的危害性。因爲他們只能清除看得見的牙垢，而根本不能清除致病作用最強的深層牙垢，自然也就起不到防治牙周病的作用。不僅如此，不專業的操作還會損壞牙齦，尤其是清除牙垢以致暴露出牙根時，不能及時進行專業治療。而且在這些不專業的機構洗牙，還很容易造成交叉感染。

【特別提醒】洗牙一定要很慎重，最好是到正規的醫院找經過嚴格訓練而且領有證照的醫務人員洗牙比較好。

看完電視馬上睡覺

專家分析 現代家庭中，看電視已經成爲一項日常活動，男女老幼都愛看。爲了不影響第二天的工作，有些年輕人來不及洗漱，倒在床上就睡覺了。很多老人都是看著看著電視，就進入了半睡半醒的狀態，這時他們唯恐睡意消失，就立即上床睡覺。久而久之，就會危害到身體的健康。

開著的電視機，其螢光幕表面會產生靜電荷。靜電荷和螢光幕都會對周圍含有大量微生物和變態粒子的灰塵有吸附作用。離螢光幕太近或者看電視過久，這些灰塵就會附著在人的皮膚上而引發皮膚病。看電視時，人們通常會靜坐在一個位置不動，特別是中老年人由於血液循環較差，長時間看電視會壓迫下肢靜脈，血液循環不暢，嚴重時可出現如下肢麻木、浮腫、小腿肌肉強直性痙攣等類似於坐骨神經痛的症狀。爲了預防此類情況的發生，看電視的時間不宜過長，看完之後也要活動一下再上床睡覺，這樣有利於血液循環。有些人喜歡在晚間看一些使人心情激動的節目，看夠了倒頭就睡。但是，電視中各種情節還留在腦海中繼續活動，興奮還沒有平息下來，直接影響到睡眠的品質，導致休息不充分，間接影響到第二天的工作學習。長此以往，還會引起神經官能症。

【特別提醒】看完電視最好站起來活動活動，如開窗換換氣，洗洗臉、洗洗手，然後再睡覺比較好。

乘車時看書報

專家分析 爲了打發時間，或利用時間了解資訊、學些知識，不少人都喜歡在乘坐火車或汽車時看書報，但這樣是對健康很不利的。因爲無論是乘坐火車還是汽車，車上的人都比較多，並且光線不足，這時候看書看報，必然會使眼睛承受更大的負擔，導致眼睛疲勞、頭昏腦脹等。而且，車輛在行駛過程中，會左右搖晃，這就使得眼睛與書報的距離變化不定，也容易造成視神經的疲勞，導致健康狀況下降。

【特別提醒】在乘車時最好不要讀書看報。

蹺二郎腿

專家分析 蹺起二郎腿坐著固然舒服，但卻有害於身體健康。經常蹺二郎腿會使腰椎所承受的壓力不均勻，使局部肌肉長時間處於緊張狀態，並使背部肌肉和韌帶長時間受到過度牽引，容易造成腰肌勞損或椎間盤老化，引起腰痛。如蹺二郎腿久坐，雙腿長時間互相擠壓，還會影響下肢的血液循環，從而導致下肢靜脈曲張、靜脈炎等疾病。

【特別提醒】我們最好少蹺二郎腿，儘量保持雙腳平放地面的坐姿，以使血流通暢，血液循環正常進行。

衛生紙

專家分析 多數衛生紙消毒都不完全，含有大量的細菌。即使是消毒較好的衛生紙，也容易在擺放過程中被污染。使用衛生紙擦拭食物或水果，可能給食品帶來更多的細菌；用來擦臉，也不能起到清潔的作用。衛生紙是廁所用紙，所以對它的衛生要求並不高。衛生紙通常都是採用含有大量細菌的廢舊書、報打漿製作而成，經消毒處理後，允許每100克紙不超過600個細菌，但必須控制在600個以內，不得超過。

【特別提醒】用衛生紙擦食物或水果，同樣會染上疾病，危害健康。

用報紙包食品

專家分析 報紙上的字都是用油墨印上去的，而油墨中含有一種毒性很大的化學物質——多氯聯苯。這種物質不易水解，也不能被氧化，一旦隨食物進入人體，很容易被脂肪、肝臟和腦部吸收並貯存起來，很難被排出體外，從而對人體造成傷害。據測定，每千克報紙中含大約0.1～1毫克的多氯聯苯。而人體內含有0.5～2毫克的氯聯苯就會引起中毒。輕者眼皮發腫，手掌出汗，全身發疹子；重者出現嚴重的腸胃反應，噁心嘔吐不止，肝功能不正常，甚至還有可能會導致死亡。

【特別提醒】用報紙包食品是很不衛生的，切勿貪圖方便而因小失大。

用塑膠布鋪餐桌

專家分析 爲免弄髒餐桌，很多人習慣用塑膠布鋪在餐桌上，覺得方便又衛生。事實上，用塑膠布鋪餐桌不僅不衛生，還容易產生一些毒副作用。這是因爲，塑膠布大都是由含毒的游離體聚氯乙烯樹脂製成的，如果餐具經常接觸這種有毒的物質，就容易沾染上毒性，並通過食物進入人的體內，在人體內不斷蓄積，天長日久，就會使人發生慢性中毒，很不利於人體的健康。

【特別提醒】我們還是避免使用塑膠布鋪桌子為好。

微波爐

專家分析 有些人認爲微波爐跟消毒櫃的原理差不多，都能加熱消毒，於是乾脆就把家中的微波爐當消毒櫃用，一舉兩得。實際上，微波爐有很多品種，其加熱功率等規格也都各不相同。用微波爐消毒，需要多長時間才能完全達到滅菌的效果並沒有科學的依據，也無法保證到底能不能殺死病毒細菌。微波爐裏放東西是有很多講究的，假如亂用微波爐消毒，放進濕毛巾之類，一旦不小心，就有引起火災的危險。

【特別提醒】微波爐還是不要充當消毒櫃比較好。

睡覺時關緊門窗

專家分析 在睡覺前，很多人習慣關緊門窗，尤其是在冬季，更會把門窗關得緊緊的。其實這樣做對健康並沒有好處。睡覺時緊閉門窗，的確可以減少室內空氣對流，使室內溫度上升，但這同樣會使空氣不流通，對人體造成更大的危害。因爲長時間關閉門窗，室內空氣中的氧氣就會被大量消耗掉，而從人體呼出的二氧化碳濃度卻相對增高了。如此一來，在空氣相對靜止的室內，帶有病菌、病毒的氣體就會在空氣中飄浮。在這樣的環境中睡覺，醒來後人會覺得頭昏腦脹、鬱悶不適，甚至感染呼吸道疾病。

【特別提醒】睡覺時也應保持空氣流通，使室內補充新鮮的空氣。這樣才對人的身體健康更有益處。

內衣褲翻過來曬

專家分析 有人說，曬衣服的最好方法是把衣服的反面露在外面，這樣能延長衣服的壽命、防止衣服褪色，這確實有一定的科學道理。但就健康方面而言，內衣內褲最好不要翻過來曬。這是因爲，自然界中有許多對人體有害的物質。如塵埃中有放射性元素、細菌、病毒、蟲卵和多種致癌物質。這些物質可隨空氣流動飄落而黏附在曬著的內衣內褲上。人們貼身穿著帶有這類被感染的衣褲，就很容易引起過敏性皮炎，導致身上起皮疹、出現搔癢等，有時還可能會誘發某些婦科疾病。

【特別提醒】內衣還是不要翻過來晾曬比較好。

起床後立即吃飯

專家分析 很多人習慣在早晨起床後，匆匆地梳洗一番就馬上吃早點，然後就急忙上班、上學去了。這樣雖然節省了時間，卻很不利於健康。剛剛起床時，人的大腦還處於休整狀態，唾液分泌很少。若此時進食，食物中的澱粉就會因缺少唾液中的澱粉酶而無法被分解成麥芽糖，致使大部分澱粉直接進入胃，從而加重了胃的負擔，引起消化不良。食物到達胃以後，因爲此時胃還處於休眠狀態，胃蠕動微弱，胃液分泌少，食物就會直接摩擦胃壁，這樣就很容易損傷胃膜，造成胃潰瘍。而且，沒有充分消化的食物進入腸道後，還會影響小腸的吸收。

【特別提醒】適宜的方法是，起床之後先喝杯水，稍微活動一下，然後再就餐。

常挖鼻孔

專家分析 鼻腔內有豐富的毛細血管，能夠分泌黏性液體，加溫寒冷空氣，濕潤乾燥空氣。鼻毛就如同一道保護屏障，可以過濾吸入空氣中的灰塵雜質。因此，鼻子功能健康與否，直接關係到呼吸道的健康。有些人會習慣性地挖鼻孔，認爲可以把髒東西弄出來，就衛生了。其實這不僅不衛生，還會損害到鼻黏膜。人手上黏有很多細菌，挖鼻孔時容易將細菌帶人鼻腔，損傷鼻黏膜，損壞鼻毛，而手上的細菌也會隨之進入損傷部，引起鼻毛周圍炎症，出現疼痛、鼻乾、發熱等症狀。嚴重時，細菌還可能通過面部血管侵入顱內海綿經脈竇，而導致感染。

【特別提醒】為了自己的健康著想，最好不要隨便挖鼻孔。

用酒消毒碗筷

專家分析 一些人常用白酒來擦拭碗筷，以爲這樣可以達到消毒的目的。殊不知，醫學上用於消毒的酒精度數爲75°，而一般白酒的酒精度數在56°以下。

【特別提醒】用白酒擦拭碗筷根本達不到消毒的目的。

用毛巾擦乾餐具或水果

專家分析 人們往往認爲自來水是生水，不衛生。因此在用自來水沖洗餐具或水果之後，常常再用毛巾擦乾。這樣做看似衛生細心，實則反之，乾毛巾上常常會存活著許多病菌。

【特別提醒】用自來水沖洗過的食品基本上是潔淨的，可以放心使用，無需用乾毛巾再擦。

醒後馬上起床

專家分析 剛剛睡醒覺時心跳比較慢，全身的供血量也比較少，心腦血管就會相對收縮。如果馬上起床，使得心腦血管迅速擴張，大腦興奮性也加強，這樣很容易就會出現腦出血。

【特別提醒】 醒後應在床上養神三、五分鐘再起床。

睡覺時手機放枕邊

專家分析 專家介紹，手機輻射對人的頭部危害較大，它會對人的中樞神經系統造成機能性障礙，引起頭痛、頭昏、失眠、多夢和脫髮等症狀，有的人面部還會有刺激感。在美國和日本，已有不少人懷疑因手機輻射而導致腦瘤的案例。二〇〇八年7月，美國馬里蘭州一名患腦癌的男子，認爲使用手機使他患上了痛症，於是對手機製造商提起了訴訟。

【特別提醒】 人們在接電話時最好先把手機拿到離身體較遠的距離接通，然後再放到耳邊通話。此外，儘量不要用手機聊天，睡覺時更不要把手機放在枕邊。

手機一響馬上接聽

專家分析 根據科學測定，手機呼出與網路取得聯繫的最初幾秒鐘內，產生的電磁輻射的強度最強，危害也大。因爲手機開機時輸出功率可達到2瓦～8瓦，經常接觸高強度的電磁輻射，可使人的心電圖、腦電圖異常，內分泌功能紊亂，可引起失眠、多夢、頭痛、健忘、煩躁易怒等神經衰弱症狀。

【特別提醒】正確的方法應該是在手機響後停幾秒鐘再接聽，這樣才可以減少較強電磁輻射對頭部和面部的影響。

第十章　與睡眠有關的健康禁忌

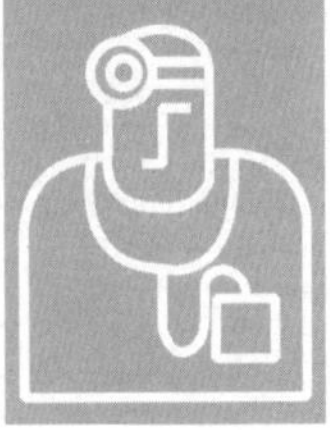

夏天怕熱露肚眠

專家分析 夏天天氣熱，有人因爲怕熱，在睡覺的時候，喜歡不蓋被子露腹而睡。這種做法雖然可以使自己變得清涼一些，可是卻很容易鬧肚子，從而造成身體不舒服。因爲，在夏天光著膀子，露著小腹睡覺時，必定會將肚臍露在外面。而肚臍是通人體內外的保健要穴，中醫稱之爲「神闕」或「臍中」穴。肚臍是人身上脂肪層最薄的地方，也是人體對外界抵抗力最薄弱的部位。《內經》說，肚臍爲「諸脈之沖要，會陰的沖脈，臍之受寒，豈非大事？不能對之掉以輕心。」夏季邪濕之氣很容易由此侵入體內。所以在夏天赤著上身睡覺，隨著溫度逐漸地降低，如果不蓋被子，腹部就會著涼受寒，引起胃腸不適，誘發胃腸痙攣、腹痛、腹瀉等疾病。

【特別提醒】 在夏季因為害怕酷熱，而露腹睡覺，雖然起到一定的避暑作用，但是對我們身體健康有百害而無一利。因此，在夏天睡覺時，我們應當做到：縱使天氣再過炎熱，光著膀子睡覺也要用大毛巾等蓋住腹部，保護肚臍不受風寒。

借助藥物入眠

專家分析 在現代生活環境中，由於種種原因，失眠已是一種常見的病症。具體地說失眠有三大類型：⑴是難入睡性失眠，上床以後久久不能入睡，輾轉難眠。躺在床上思緒萬千，放下這件事又提那件事。哇，十一點多了，決心不再想任何事，可堅持不到一分鐘，就又不知想起了什麼，最後不知又過了多久才迷迷糊糊地入睡。⑵是淺睡性失眠，只要稍有聲響或震動就醒來，剛被窗外一輛過路車吵醒，不久又被同床的人翻身給碰醒，似乎永遠無法沉睡。這樣一夜醒醒睡睡，影響有效睡眠。⑶是早醒失眠，還沒睡足七、八個小時，每天清晨天不亮就醒了，看看別人還在熟睡，自己躺在床上卻再也睡不著了，起床不睡吧，又太早了點，就這樣一直等到天亮。

以上這三種情況，即難以入睡、睡後易醒和早醒，都是失眠的具體表現。失眠不是病，但是經常失眠可引發許多疾病。特別是重度失眠者，不但因精神不振而影響工作，還會給自己帶來痛苦。

【特別提醒】服安眠藥上癮傷身，飲食催眠健康有效。

空腹上床睡覺

專家分析 有的人喜歡熬夜，很晚了才睡覺，往往入睡時已經是饑腸轆轆。這樣的習慣是不利於健康的。俗話說，「胃不和則臥不安」。空腹睡覺，胃中一點兒食物也沒有，入睡後可從睡眠中餓醒，長期下去會造成胃腸道疾病的發生，或出現低血糖，誘發疾病。也許有人會認爲，反正不論是空腹還是飽腹睡覺，第二天早晨都是空腹，就是說夜間都會出現空腹睡覺的客觀現象，其實這是一種誤解。因爲人在休息時，體內新陳代謝明顯減弱，胃腸蠕動幅度很小；而在尚未入睡時即已成完全空腹，由於此時胃腸蠕動和代謝作用都還十分旺盛，故對身體十分不利。

【特別提醒】熬夜工作應有限度，適時吃點東西有益健康。

睡覺喜歡高枕頭

專家分析

「高枕無憂」是在民間流傳相當廣的一句俗語。有很多人喜歡枕著很高的枕頭睡覺，認爲這樣較舒服。但是，就醫學觀點而論，長期使用高枕頭會帶來不少壞處：(1)頸部被固定在前屈位，久而久之頸部的骨骼就會出現形態上的改變，造成肩酸、頭痛等症狀。(2)頸部前屈位會壓迫頸動脈，妨礙血液循環。(3)頸部動脈的血液受阻，會使大腦血液量降低而引起缺氧，加速腦細胞的消耗，有礙健康。另外，患有頸椎病的人，睡覺時不但不宜枕得過高，而且爲了要枕得安穩，最好自己做一個圓棍狀的小枕，睡覺時將其墊在頸部，並將頸部稍稍拉開，讓緊張的肌肉得以鬆弛，擴大頸椎間隙，使氣血流暢，這種方法簡便易行，非常實用。

【特別提醒】你可別一味認為高枕真無憂喔！長此以往，可是會有反效果的，還是使用低枕頭以達到保健功效吧！

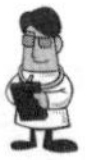

午睡時間過長

專家分析 人的睡眠分爲淺睡和深睡兩個階段。一般人在睡眠80～100分鐘後，便由淺睡轉入深睡。爲什麼有的人午睡後「越睡越睏」呢？因爲人處在深睡時，大腦各中樞的抑制過程加深，腦組織中許多毛細血管網暫時關閉，腦血流量相對減少，這時醒來，由於被抑制的大腦皮層和關閉的毛細血管尚未開放，從而使大腦出現暫時性供血不足，植物神經功能紊亂，使人感到「越睡越睏」，難受不適。所以，午睡時間過長（90～120分鐘），反不如時間短（30～40分鐘）醒來後精神狀態好。

【特別提醒】午睡時間不宜過長，以一小時以內為宜，這樣既有助於肌體疲勞狀態的消除，又可避免出現「越睡越睏」的現象。

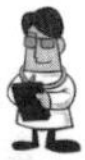

戴手錶睡覺

專家分析 在生活中，有不少人怕麻煩，晚上睡覺總是戴著手錶，殊不知，這是一種很不好的習慣。首先，戴手錶睡覺不利於手錶保養。晚上睡覺時，人身上的皮屑、被窩裏的纖維髒物等很容易沾在錶殼上。而且，當手腕露在被褥外面時，手錶很容易就會碰到床架、床頭櫃和牆壁上，輕則碰傷錶殼，重則震壞機件。其次，戴手錶睡覺，尤其是戴著夜光錶睡覺，更會危害身體健康。因爲夜光錶上的指標和刻度盤上的發光材料，是由對人體有害的鐳和硫化鋅混合而成的。鐳放出的射線可以激發硫化鋅晶體發光。而人戴著夜光錶睡覺，身體就會在睡眠中的幾個小時一直暴露在鐳輻射下，對身體的健康危害相當的大。

【特別提醒】由於手錶及錶帶均有稜角，人在睡覺時又經常扭動身軀。因此，容易對內衣及被褥發生鉤絲，造成不必要的損失。

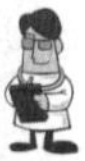

開燈睡覺

專家分析 有的人喜歡開著燈睡覺，覺得開燈才有安全感。而醫學科研人員研究證實，人在睡覺時開燈，會抑制人體褪黑激素的分泌，使人體免疫功能降低。因此，醫學家警告，開燈睡覺不但影響人體免疫力，而且還容易罹患癌症。

人的大腦中有個叫松果體的內分泌器官，夜間當人體進入睡眠狀態時，松果體會分泌褪黑激素，這種激素在深夜11時至次日凌晨分泌量最旺盛，天亮之後便停止分泌。褪黑激素的分泌，可以抑制人體交感神經的興奮性，使血壓下降、心跳速率減慢，心臟得以喘息，使肌體的免疫力功能得到加強，消除疲勞，甚至還有毒殺癌細胞的效果。

【特別提醒】許多人在挑燈夜戰後，很容易受到病毒的威脅。國外有研究顯示，經

常值夜班的人，癌症的發生率比正常人要高出兩倍。因此，為了您的身體健康，睡覺時還是熄燈為好。

常睡軟床

專家分析 現在床的種類五花八門，有席夢思床、沙發床、彈簧床、水床，還有木板床和榻榻米等等。除了木板床和榻榻米是硬質的外，其他都是軟床。人們覺得睡軟床舒服，冬天還暖和。其實，長期睡軟床會發生腰肌勞損等腰腿病痛。特別是青少年，正值生長發育期，骨質尚未健全，很容易變形。長時間睡軟床，不管是仰臥還是側臥，都會使脊柱出現不正常的彎曲狀態。輕者使正常生理曲線發生變化，喪失自然體型健康美，嚴重時還可形成偏肩、駝背等畸形，甚至影響內臟器官發育。專家統計：青少年中長期睡軟床的脊柱畸形率高達60％以上，而睡硬板床的僅有5％。

還好，目前彈簧床的廠商也注意到了這方面的問題，因此加強了彈簧的硬度，所以你下次挑床具時，請挑硬一點的吧！

【特別提醒】人在睡硬板床時，身體上100個主要穴位約有六分之一受到擠壓，在不知不覺中還會調節人的微循環功能，起到了醫療作用，較好地緩解身體的疲勞，一覺醒來便會有精力充沛之感。常睡硬板床還可防止脊柱、頸椎、肩周、髖關節等處的肌腱韌帶老化，尤其對含胸駝背的人有積極的康復作用。

睡覺時高抬手臂

專家分析 臨床研究表明，睡覺時高抬雙臂，由於肌肉的牽拉，橫隔膜產生移位，使腹壓增高。特別是睡前進食過飽者、中老年人，以及妊娠後期的婦女，這種現象更爲明顯。長時間雙手高舉過頭睡眠，會造成對「反流防止機構」的刺激，一旦這種機構的功能被削弱或破壞，就會引起食物連同消化液反流入食道，使管道黏膜充血、水腫、糜爛、潰瘍，造成反流性食道炎。高抬雙臂睡覺，會使肋間外肌、隔肌、腹壁肌和胸廓的前後肌，不能自然回拉與舒張，也影響肺部的自然呼吸，易造成胸悶、疲勞。

【特別提醒】睡覺時不宜把手臂放在腹上或往後高舉過頭。

枕頭

專家分析 夏季頭部容易出汗，這就會使枕頭成爲藏匿病菌的地方，從而危害健康。實際上，人們在睡覺時，頭部分泌的汗漬、油垢和嘴巴流出的口水，都在不斷地浸染著枕頭，使枕頭成爲藏汗納垢的地方。如果僅僅是清洗一下外表的枕巾和枕套，只能達到「治標不治本」的目的，外邊雖然乾淨了，但枕心內的污穢氣味和病菌是無法除掉的。所以有些枕頭外表看起來乾乾淨淨，但枕上去卻會隱隱傳來難聞的氣味，這就是不經常晾曬枕心的緣故。枕心常常是用羽絨、太空棉等材料填充的枕心，很容易吸附汗液。這些遺留在枕心內的汗液、灰塵等污染物，常常會藏匿和滋生病菌。尤其值得注意的是，一些患有呼吸道或消化道、皮膚傳染病的人，或者長有疥瘡、頭蝨的人，還會將細菌、病毒等帶人枕心，導致家庭其他成員的感染。

【特別提醒】在天氣晴朗的時候，最好把枕套拆下來清洗一下，或者是放在陽光下曝曬一段時間。而對於比較潮濕的房間，枕心最好是每星期曬一次。待枕心晾曬之後，變得鬆軟無異味後再繼續使用，或乾脆購買能夠清洗的枕心，這樣睡起來不僅讓人感覺舒適還更加衛生。

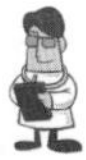

面對面睡覺

專家分析　有些家人習慣面對面睡覺。比如恩愛夫妻之間往往是相對而睡，表現雙方的恩愛和關心。可這種睡法是不衛生的，對雙方身體健康有害。在人體內以腦組織的耗氧量最大。一般情況下，成人的腦組織占全身耗氧量的1/6左右。兩個人面對面地睡覺時，雙方長時間吸收的氣體大部分是對方呼出來的「廢氣」。這樣由於氧氣吸入不足，易使睡眠中樞的興奮性受到抑制，出現疲勞，因而容易產生睡不深或多夢等現象。同時，因睡眠中樞興奮性受到抑制而出現的疲勞，其恢復過程比較緩慢，使人醒後仍感到昏沉，委靡不振。兩人經常面對面睡覺，還有可能引起大腦的睡眠中樞興奮和抑制功能發生障礙，記憶力減退，思維分析能力下降，以致影響隔天的工作和學習。

【特別提醒】俗話說，小別勝新婚，暫時「分隔」也是一種小別，一旦小聚將更有滋味。所以，還是同床異被比較好。

睡得太少

專家分析 許多人認爲自己年輕，因此少睡一點沒關係。但沒想到，經常睡眠不足會使你與胃病結伴。現代醫學研究證明，經常上夜班、徹夜狂歡、長途旅行和熬夜學習的人，通常會因爲睡眠不足而導致胃病。因爲人體的胃和小腸在晚上會產生一種有修復作用的ＴＦＦ２蛋白質。ＴＦＦ２蛋白質含量會伴隨生理時鐘節奏而自動調整，一般在下午和傍晚降到最低，待夜晚睡眠時達到最高，在睡眠過程中ＴＦＦ２的水準會增加340倍左右。ＴＦＦ２蛋白質有助於修復胃和小腸的損傷。睡眠不足可使這種化學物質減少，從而影響人體對胃的正常修復作用，增加罹患胃潰瘍的機率。

【特別提醒】許多胃病患者都很疑惑，自己一日三餐定時定量，且很少暴飲暴食，怎還會罹患胃病呢？這回你可明白了，睡眠不足是一個主要因素。年輕人自恃身強體壯，過多地侵佔了睡眠時間，久而久之，胃病就會找上門來，因此應戒之。

飲酒助眠

專家分析 有人認爲，睡前飲酒可助入眠。醫學認爲，實不可取，因爲飲酒雖可暫時抑制大腦中樞系統活動，使人加快入眠，然而酒後入睡其大腦活動並未休息，甚至比不睡時還要活躍得多。因而在酒後醒來的人們，常會感到頭昏、腦脹、頭痛等不適症狀。經常夜飲入睡的人，還可能導致酒精中毒性精神病、神經炎及肝臟疾病等。專家認爲，人體生理節律要順應晝夜陰陽之變化，方能不病。白天屬陽，夜間屬陰，而酒性屬陽，性溫熱。夜主靜，人入睡時，以靜爲主，不僅要外靜，且內也要靜，夜間飲酒必然擾陽，陽動則陰也不安，從而會導致人體氣血紊亂，五臟六腑之陰陽失衡。睡前飲酒還易致「胃不和」，中醫認爲「胃不和則夜不安」，這不僅影響胃腸消化功能，還會影響睡眠品質，久而久之對人體會造成諸多危害。

【特別提醒】酒中含有許多有害物質，如甲醇、鉛等，**這些物質進入人體後，要靠肝臟的解毒功能，才能排出體外。白天人體新陳代謝較旺盛，酒中毒素相對容易被排泄，但夜晚入睡後，人體新陳代謝減慢，肝解毒功能也相應減弱，有害物質容易積蓄，故對健康極為不利。**

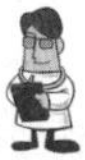

晨起後睡「回籠覺」

專家分析 很多人喜歡早起到外頭運動一下做做早操，尤其是中老年人。但是，有些人在運動完之後都會補上一個「回籠覺」，覺得這樣才能夠勞逸結合，能更好地休息養神。殊不知，這是不科學的，這種回籠覺不僅對身體不利，還影響了晨練的效果。

晨操後馬上回去睡回籠覺，會對身體造成以下傷害：⑴經晨操後人體產生的熱量升高，如果重新鑽進被子裏睡覺，汗還沒有消失，極易得感冒。⑵經晨操後人體心跳加快，精神亢奮，趟在床上不但不能馬上進入睡眠狀態，同時肌肉還因晨操產生的代謝產物乳酸等不容易消除，反而讓人覺得四肢鬆軟乏力，精神恍惚。⑶晨操後再睡「回籠覺」對人體心臟和肺部功能的恢復不利。

【特別提醒】不習慣早起的人，偶爾晨操後最容易睡「回籠覺」，建議這類人最好等到太陽升起一段時間，驅散了晨霧，植物放出氧氣，氣溫上升時再出外鍛鍊。

小孩睡大人中間

專家分析 很多年輕父母爲防止孩子在夜間睡覺時跌落床下，就讓孩子睡在自己與伴侶的中間，以方便照顧，其實，這種做法是有害於孩子的健康的。人體各器官中，腦組織的耗氧量最大。正常情況下，成人腦組織的耗氧量占全身耗氧量的20％，而對嬰幼兒來說，孩子越小，腦耗氧量所占的比例就越大，嬰幼兒可達50％左右。孩子睡在父母的中間，雖然不會跌落床下受傷受驚，但在父母排出的「廢氣」雙面夾攻之下，使得孩子的頭面部處於供氧不足而二氧化碳瀰漫的小環境中，這樣就會使嬰孩出現睡不穩、做噩夢或半夜哭鬧等情況，對孩子正常的生長發育造成了不利的影響。

【特別提醒】為了保證孩子的健康，還是讓孩子與父母分開睡為好。

第十一章　居室中存在的禁忌

洗手間

專家分析

雖說很多人都知道保持洗手間的清潔衛生，並會將洗手間整理得井然有序，收拾得乾淨俐落，但是仔細看看就會發現這只是一種表面現象，因爲很多的人將洗手間當成了儲藏間，裏面堆放的物品雖很有條理，但是卻隱藏著對我們身體帶來巨大損害的隱患。

首先，大多數的家用清香劑均爲人工合成的化合物，有的是酸性，有的呈鹼性，有的要避光保存，有的應避免高溫，放在洗手間裏很危險。一旦混合，可能發生的化學反應就更多了。其次，清香劑、消毒劑中添加的很多揮發性有機化合物，很容易在高溫環境中揮發出來，洗手間相對狹小、密閉，揮發出的化學物質在空氣中存留時間更長，對人體的損傷尤其嚴重。再者，洗手間裏濕度和溫度都比較高，有些家庭的洗手間沒有窗戶，空氣無法對流，因此更容易造成空氣污染。

所以，洗手間最好不要存放過多化學用品，各種清香劑一定要按照使用說明單獨存放、單獨使用。以上敘述的只是將一些化學洗滌用品混放在洗手間內給人體帶來的隱患，讓我們再看看其他一些習慣給我們健康帶來的影響吧！例如有些人喜歡將浴巾、換下來的髒衣服，甚至備用衛生紙、衛生棉等都放在洗手間內。高濕環境下，這些東西也極易受到有害細菌的侵擾。還有的家庭喜歡把拖把、臉盆等雜物放在洗手間，這反而會加速洗手間裏細菌的滋生，對家庭環境非常不利。

【特別提醒】小小洗手間，密封環境難通風，所以保持乾淨簡潔最適宜。

鋁製炊具、飲料罐

專家分析 一般來說，鋁製品如果單純盛水基本不會溶出鋁。用熟鋁鍋做米飯或燒水等，其鋁的溶出量也極少。但有一些因素可以影響鋁的溶出，例如，在酸性條件下，鋁的溶出量可隨酸度增高而增加，當以鋁鍋製作番茄等酸性食品時，鋁移入食物的數量最大。溫度也是影響鋁溶出的重要因素，用鋁鍋在高溫上長時間加工食品會使鋁溶出增加。此外，食鹽對鋁的溶出有促進作用，鋁製品直接接觸食鹽後可見明顯的腐蝕現象。在各種鋁製品中，以鑄鋁（生鋁）製品鋁溶出量最多，熟鋁（精鋁）較低，鋁合金幾乎無溶出，所以選購鋁鍋時，以鋁合金製品爲好。鋁性腦病患者出現臨床症狀和症狀的嚴重程度，常與腦內鋁含量成正比。其早期症狀常是記憶力減退、性格孤僻、抑鬱、精神不振、少活動、興趣明顯減退；中期表現爲嚴重記憶障礙，智慧明顯降低，理解力、分析綜合能力、判斷力都明顯下降，行爲異常，易怒，無故打人罵人，甚至擾亂社會；晚期病人則會喪失講話能力，出現運動障礙、震顫、抽搐，生活不能自理，需要家屬全面護理。

【特別提醒】為了防止鋁製炊具對人體健康的危害，鑄鋁鍋只能用於蒸食品或貯存乾食品。熟鋁鍋可用來盛水或蒸食品。煮飯、煮粥最好用高壓鋁合金鍋或不銹鋼鍋。

彩色陶瓷餐具

專家分析 購買陶瓷餐具時，應挑選那些潔白無色，或色彩簡明或表面透明光滑的。這些餐具含鉛量少，又經過高溫燒製，使用較安全。據測定，大凡帶有豔麗的黃色、紅色、藍色等顏色的陶瓷餐具，顏色中都含有一定比例的鉛。而含鉛量高的陶瓷餐具在接觸到咖啡、啤酒、果汁、牛奶、菜湯等酸性食物時，顏料中的鉛便會一點點地被溶蝕出來。當人體內的鉛積聚到一定程度時，就會出現中毒現象。其症狀表現爲頭暈、頭痛、記憶力減退、關節酸痛等，嚴重者會出現危險。兒童更不宜使用這些色彩鮮豔的陶瓷餐具，因爲即使有少量的鉛，也會影響兒童的聽力，降低他們對語言的分析能力。對任何人來講，血液中的含鉛量超過一定程度，都會造成貧血、腦受損、急性鉛中毒，嚴重者還會有生命危險。

【特別提醒】陶瓷中的彩釉含多種重金屬元素，易危害人體健康。同時，使用瓷鍋具時，不要把鍋底燒紅，以防炸裂。

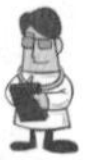

廚房殺手

專家分析 當你爲全家人精心烹製美味佳餚時，要注意潛藏在廚房裏的「殺手」，防止它們對你的健康暗下毒手。「殺手」之一：油煙——煎、炒、烹、炸都會產生大量的油煙，並散佈在廚房這個小小的空間內，隨空氣侵入人體呼吸道，進而引起疾病，醫學上稱爲油煙綜合症。另外，油煙中還含有一種被稱爲苯並芘的致癌物，長期吸入這種有害物質可誘發肺臟組織癌變。「殺手」之二：一氧化碳——廚房裏的一氧化碳，主要來自於燃料未能充分燃燒及烹調產生的油煙，這是廚房空氣中的主要污染物之一。「殺手」之三：氮氧化物——以二氧化氮爲例，乃是一種腐蝕劑，有刺激作用和一定的毒性。在受到二氧化氮污染的環境中生活，吸附有這種污染物的微粒首先侵入肺臟，並沉積於肺組織中，導致肺部病變，出現哮喘、氣管炎、肺氣腫等疾患，嚴重者可導致肺纖維化的惡果。

【特別提醒】 改善燃料結構與燃燒方式，增加廚房通風換氣設備，如安裝抽油煙機、排氣扇或常開門窗等，可促使油煙、一氧化碳和氮氧化物等及時排出室外。

緊閉門窗

專家分析 很多人，認爲都市空氣品質差，灰塵多，因而一是爲了避免室外噪音的干擾，二是害怕室外空氣的污染，所以很少將窗戶打開，認爲這樣可以保持室內的空氣新鮮。其實，這種做法是錯誤的，雖說能避免遭到室外噪音的干擾，但是卻會使得室內的空氣越來越糟。爲什麼這麼說呢？因爲空氣就像水，只有不停地流動才能保障新鮮和清潔。如果長期關閉門窗，不讓它流動，反而會使得空氣變質。試想一下，人們在固定的室內空間裏不斷地呼出二氧化碳，吸入氧氣，空氣中的含氧量必定越來越少。還有，當經常關閉窗戶不打開時，陰暗而略帶潮濕的空氣中會大量滋生各種細菌，而這些細菌會通過呼吸道侵入人體，對人體造成影響，而經常打開窗戶，不但能使空氣流通，並且從窗戶投射進來的陽光對細菌有殺滅作用，可將室內空氣中的細菌數量限制在最低水準，減少對人體造成的損害。

【特別提醒】室內空氣的清潔度直接影響到人體健康，應此我們應做到經常打開窗戶，讓空氣流通，保持室內空氣的清新。

臥室內使用清香劑

專家分析 有些人爲保持室內的空氣清潔，喜歡噴灑空氣清香劑。這樣做不僅讓人覺得室內空氣要變得清潔得多，並且還使空氣中散發著一股淡淡香味。可是又有誰眞的知道長期使用空氣清香劑會損害人體的健康呢？雖說空氣清香劑在一定程度上能起到淨化空氣的目的，但是因爲它到底是一種化學製品，其所含的刺激性物質會留在空氣中，如果長期使用，又不打開窗戶通風使得空氣流動，便會積留下來，對空氣產生一定的污染，從而影響到人體健康。特別是在夜晚使用，因爲人們在睡覺的時候，有將門窗關閉的習慣，當在這個時候噴灑清香劑，滯留在空氣中的刺激性物質會影響睡眠品質，並且人在睡眠時肌體的各種機能幾乎是處於半休眠狀態，就更容易受到污染物質的侵害。由此，我們可以看到清香劑雖然能起到淨化空氣的作用，但是長期使用加上不注意通風的話，同樣會對我們健康產生影響。

【特別提醒】臥室內慎用化學清香劑，尤其是晚上不要使用。如果要使用，也要保持空氣能順暢流通。

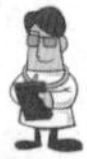

家庭裝潢隨意改造結構

專家分析 有的居住者爲了改變原有居室的空間分割，任意拆除承重牆或將主結構牆改變爲輕質玻璃。有的居住者爲了在牆上鑿洞開門，在主結構牆上切斷受力鋼筋。這些做法極易造成樓板開裂。

【特別提醒】原則上應盡可能避免對原有居室結構進行改造。如必須改造，則應在專業人員的指導下，通過澆注混凝土過樑或架設鋼樑等方法進行加固，以確保安全。

過分迷信環保建材

專家分析 應用環保建材有助於降低室內有害氣體，由於顧忌國內多數建材企業的低水準生產現狀，目前的某些標準只能說是勉強過得去，因爲標準太高就會有一大批企業關門，因此目前所謂環保建材，你還是先得打聽清楚才好。

【特別提醒】即使全部應用環保建材，最後得到的空氣品質也可能改善不大。由於大多數環保建材只是有害物質含量、散發有害氣體低於一定標準，並非根本不含有害物質、根本不散發有害氣體。加上裝潢的設計、居室結構、通風狀況因素，以及有害氣體的疊加效應，所以不能保證居室裝潢後，室內空氣品質就能夠達到環保標準。

居室養花草過多

專家分析 隨著人們生活水準的提高，現代人對居室的裝潢與佈置也越來越講究，有些人甚至在居室內遍植花草，以爲這樣既陶冶情操，又有利於身心健康。其實恰恰相反，這樣佈置對身體健康反而有害。植物是有生命的物質，它不僅進行光合作用，吸收二氧化碳，放出氧氣，而且每時每刻都在進行呼吸作用，即消耗氧氣，排出二氧化碳。如果在居室內養花太多，到了光照不足的晚上，植物光合作用停止，就變爲吸入氧氣、放出二氧化碳了，這樣一來就會與人們爭奪氧氣，使室內氧氣減少，二氧化碳濃度增多，再加上門窗緊閉，空氣不流通，當室內二氧化碳積聚到一定濃度時，就會造成室內人體缺氧，反而影響了人體的健康。

【特別提醒】不可在客廳、臥室擺上過多花草。

吊頂過於複雜化

專家分析 人們購房時往往不太注意居室淨高。現代住房的高度是根據人的高度及一般人不致感到壓抑的限度。但有些建商會將房子挑高，所以就有人設計成樓中樓，以增加室內使用面積。檢測資料表明，當居室淨高低於2.6米時，室內空氣中二氧化碳的濃度往往超過標準，並分布在1.2～1.4米的高度。這一高度正是人們坐或站立時呼吸帶的高度。這樣人們在裏面就會受不了，感到壓抑、窒息。時間一長就會使人煩躁不安，嚴重的還會引起人體免疫功能失調而引發疾病。

【特別提醒】家庭內吊頂不宜太過複雜，裝飾性吊燈和燈光設計不宜過多、過量，最好以簡潔明快為原則。

居室光污染

專家分析 光污染正在嚴重危害著人們的健康，造成各種眼疾，特別是使近視比率迅速攀升。醫學專家認爲，視覺環境是形成近視的主要原因。

不少家庭在選用燈具和光源時，往往僅考慮豪華的一面，把燈光設計成五顏六色，十分刺眼。殊不知，耀眼的燈光除危害人的視力外，還能干擾人腦的中樞神經功能。因此，有人會出現頭暈目眩、失眠、注意力不集中、食欲下降等症狀。光污染還會削弱嬰幼兒的視覺功能，影響兒童的視力發育。還有的辦公室大量使用無遮罩的螢光燈。螢光燈發出的紫外線促使人體細胞大量死亡，長期在辦公室工作的人相當於多照射5％的紫外線。

【特別提醒】在注意室內空氣品質的同時，絕對不能忽視室內的光污染源。

室內常點蚊香驅蚊

專家分析 夏天蚊蟲多，很多人喜歡睡覺時在床邊點上蚊香，這是很不利於健康的。多數蚊香的成分是除蟲菊酯殺蟲劑及有機填料、黏合劑、染料和其他添加劑等，因此，蚊香燃燒的煙裏含有很多對人體有害的物質，極易誘發哮喘等疾病。據測算，點一卷蚊香放出的微粒與燒100根左右香菸的量大致相同，釋放出的超細微粒可進入並留存在肺內，短期內將引發哮喘，時間長了則可能引發癌症。而蚊香基底材料不完全燃燒產生的致癌物質，以及一些刺激上呼吸道的化合物，還會導致人的神經系統中毒。

【特別提醒】室內不宜點蚊香。

第十二章 其他生活起居中的健康禁忌

塑膠製品

專家分析

去菜市場買菜時，你是否一次就提回幾十個大大小小的塑膠袋？你是否很依賴塑膠製品——水杯、便當盒還有家裡的收納櫃子等等？如你留戀這些塑膠製品，敬請與它保持一定的距離吧！因爲它會給我們身體帶來巨大的損傷。塑膠製品是以石油爲原料的，塑膠生產不僅消耗大量的不可再生資源，而且會產生大量污染。免洗塑膠餐盒的廣泛使用，會產生大量廢物。廢棄後的塑膠再利用價值低，再生產成本高，且回收困難，在環境中不易分解，焚燒處理又會造成二次污染。非分解塑膠製品的大量使用和不當處置，降低了土地品質、浪費了資源、增加了環境壓力。

另據報導，鄰苯二甲酸鹽、酚甲烷等人工合成化學物質廣泛存在於塑膠玩具、奶瓶、化妝品和其他塑膠消費品中。有的科學家將這類物質統稱爲——「環境內分泌干擾物」，它們起到類似激素的作用，對人體的內分泌系統造成影響。人體的內分泌系統是一個穩定的平衡系統，各種激素在體內達到一種平衡。類激素物質進入體內，就會打破原有的平衡，導致人體內分泌系統失調，產生各種病症。

【特別提醒】塑膠製品使用雖方便，卻會影響到人體的內分泌系統。

保鮮膜

專家分析 如今，隨著冰箱的廣泛使用和微波爐的普及，保鮮膜已經成爲許多家庭的必備品了。薄薄的保鮮膜使食物既能夠保持新鮮，又可以免受細菌和灰塵的污染，的確爲我們的生活帶來了很大的便利。但是它同樣會對我們的身體健康造成損傷。現在市場上賣的保鮮膜大概分3種材料：一種是聚乙烯的，還有一種是聚氯乙烯的，再有一種是聚偏二氯乙烯的。在這3種保鮮膜裏面，聚乙烯可以不增添任何增塑劑催塑，所以它不含任何其他的東西，應該說在衛生安全方面是可以保證、可以使用的。聚偏二氯乙烯因爲加工比較複雜，所以對加工企業有一定的難度，安全性也還可以。消費者要注意的就是聚氯乙烯的保鮮膜。專家告訴我們，要把含有聚氯乙烯的硬塑膠拉成透明柔軟、附著力強的保鮮膜，那就需要添加一定量的增塑劑，而增塑劑一旦接觸到油脂類或者是熱的食物，很容易溶解滲進食物當中去。人如果長期食用被增塑劑污染的食物，那麼神經系統和內分泌系統的功能，就可能受到破壞。

【特別提醒】如果看到外包裝上標明是用ＰＶＣ，也就是聚氯乙烯材料製成的保鮮膜，那麼一定不要用它來保存油脂類或者是熱的食物，更不能放進微波爐裏進行加熱。

而對於標明了是用聚偏二氯乙烯、聚乙烯或者是聚丙烯這幾種材料製成的保鮮膜，因為它們在生產的過程當中可以不添加任何增塑劑，所以大家可以放心地選擇使用。不過需要注意的是，不同保鮮膜最高耐熱溫度是不同的。所以，當需要在微波爐裏長時間加熱時，應該選擇那些耐熱性高的保鮮膜。不然的話，高溫會使保鮮膜融化，有些物質就會釋放出來而被食物吸收，對我們的身體健康自然是十分不利的。

家庭裝潢選材

專家分析 許多人裝潢好新家後，沒想到還沒住上多久，就感到精力大不如從前，常常是無精打采、心不在焉的樣子，並時常覺得身體有些不舒服，患一些小的疾病，吃了一點兒藥就好了，一旦停止服藥症狀又會重新出現。在很多時候，引起我們身體不適的原因，就是裝潢時所帶來的污染。

據有關部門調查，發現100％的家庭都有污染，只要經過裝潢，污染就不可避免。一般來說，污染物釋放是有過程的。開始濃度大，慢慢濃度會變小。裝潢初期，污染是最嚴重的，之後是一個長期的釋放過程，一般爲3～15年。其次，污染物有個積累的過程。可能你用的材料都還OK，但是當你把很多的材料集中在一起時，再關上門窗，一段時間後室內空氣污染就會提高了，所以要注意通風。還有就是，裝潢污染大多是來自裝潢材料和家具。目前，室內裝潢市場上尚沒有百分之百的環保產品，甲醛、甲苯、二甲苯、石棉微塵等有害物質隱藏在新居的每一個角落裏，時刻威脅著人們的健康。研究表明，長期接觸以上有害物質，會引發多種癌症、女性月經紊亂及妊娠綜合症、胎兒畸形、青少年智力低下等重大的疾病。

【特別提醒】為了我們身體健康，在室內裝潢時，一定要採取行之有效的方法去減少因裝潢而帶來的污染：(1) 植物消除法；(2) 活性炭吸附法。

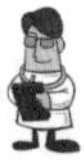

居家鋪地毯

專家分析 地毯有毛織的、化纖的。羊毛地毯做工精細優美、柔軟、保暖、耐用；化纖地毯則色彩豔麗，價格便宜。然而，鋪設地毯雖可美化人們的生活，但它也可以給人製造麻煩，藏匿污染物，並可引起一些過敏性疾病。在日常生活中還可見到，有的人一走到家或進入臥室，就會感到全身搔癢不適，流鼻涕，打噴嚏，甚至引發哮喘病，但一離開這種環境，症狀很快消失。以上這些情況，都是由於致敏物引起的過敏性疾病，或稱變態反應性疾病。致敏物通常寄生在室內的塵蟎上。塵蟎也叫屋塵蟎，牠的身體很小，體長約1/3毫米，加上牠身體半透明，所以肉眼不容易看到牠，特別是牠藏匿在塵埃裏，人們難以發現。近年來科學家經研究證實，塵蟎是一種強烈的致敏原，能夠引起塵蟎性哮喘、過敏性鼻炎或過敏性皮炎等疾病。

【特別提醒】家有幼兒不宜放在地毯上爬行玩耍，兒童不宜躺在上面嬉戲。此外，

地毯應經常用吸塵器除塵，定期用溫水和中性洗潔劑擦試，同時用木棍拍打，以清除灰塵，保持地毯清潔衛生，有助於預防發生過敏性疾病。

新房立即入住

專家分析 剛剛裝潢好的房子就急著住進去，雖然可以滿足心理的愉快，但是，這種做法卻對健康不利。裝潢過房子的人，對甲醛、苯及苯系物之類的揮發性有機化合物恐怕並不陌生。甲醛既是一種致癌物，也是一種在很低濃度就可以使人產生過敏症狀的刺激劑。各種人造板、新式的家具、牆面及地面的裝飾物等，都有甲醛釋放。另外，房屋隔熱層所使用的化纖地毯、塑膠地板磚以及塗料、油漆等，也均含有一定量的甲醛。而苯及苯系物不僅會麻醉中樞神經，同樣也可以致癌。還有，建築材料自身產生的污染也不容忽視，如冬季施工在水泥中使用的防凍劑中，就含有刺激性氣體氨，氨可以引起各種炎症。還有各種石材中含有的放射性氣體氡，可引起呼吸道疾病和肺癌等。

【特別提醒】降低室內空氣污染除了選擇綠色裝飾材料外，最簡便有效的辦法就是經常性的室內通風。平時要提高室內空氣污染防治的意識，養成科學的生活習慣，每天定時開窗通風換氣，即使在冬天也要堅持。做飯時應打開抽油煙機或開窗換氣，以此降低由燃燒和烹調造成的室內空氣污染。不在室內吸菸，以減少室內的空氣污染。

馬桶

專家分析 據調查發現，家庭中32%的馬桶上有痢疾桿菌，其中一種名爲「宋內」的痢疾桿菌，在馬桶圈上存活的時間長達17天；另一份實驗報告也指出，將1億個脊髓灰質炎病毒投入馬桶內，濺到座圈上的病毒竟有三千個。同時，不少人冬天喜歡在馬桶上套個絨布墊圈，這樣更容易吸附、滯留排泄污染物，傳播疾病的可能性更大。馬桶容易沾染尿漬、糞便等污物，沖水後如果發現仍留有殘跡，一定要及時用馬桶刷清除乾淨，否則容易形成黃斑污漬，也會滋生黴菌和細菌。除了管道口附近，馬桶內緣出水口處和底座外側，都是藏污納垢的地方。大多數家庭都會在馬桶邊設一個廢紙簍，存放使用過的衛生紙，但這樣會造成細菌隨空氣散播，因爲很少有人能做到隨時清理，至少都會存放一兩天，而時間越長，滋生的細菌就越多。

【特別提醒】如果沖水時馬桶蓋打開，馬桶內的瞬間氣旋最高可以將病菌或微生物帶到6米高的空中，並懸浮在空氣中長達幾小時，進而落在牆壁和物品上。現在大部分家庭中，如廁、洗漱、淋浴都在洗手間裏進行，牙刷、漱口杯、毛巾等與馬桶共處一室，自然很容易受到細菌污染。因此，應養成沖水時暫不去掀馬桶蓋的習慣。

「電視病」

專家分析 據英國一份研究資料表明：只要你每天看電視平均超出三小時，就可能患上「電視綜合症」，尤其是兒童或青少年。常見的電視病有：(1)「電視肥胖症」：經常看電視，一方面易缺乏適當的體育活動；一方面有的人在看電視時，還大吃零食，從而引起肥胖。(2)「電視眼」：電視機在工作時會刺激人的眼睛，發生眼皮、眼瞼紅腫，球結膜充血，乾痛難忍，嚴重者還會使結膜和角膜受損，影響睡眠和食欲。(3)「電視頸」：有些人看電視時頸部長期維持過伸、過屈或扭斜狀態，這很容易引起頸部軟組織勞損。(4)「電視心」：有些人在看電視時，會隨節目中的情節產生情緒波動，尤其是老年人，容易出現頭暈、心悸、血壓升高，從而誘發心絞痛、心肌梗死和腦血管意外等急症。(5)「電視腿」：看電視時長期處於坐位，容易引起下肢麻木、酸脹、浮腫、疼痛，甚至引起下肢肌肉痙攣，中老年人尤甚。(6)「電視胎兒」：孕婦長時間看電視除易感到頭昏、胸悶等以外，還會影響胎兒發育，尤其1～3個月的胎兒受害更明顯，容易致使胎兒畸形。

【特別提醒】需要注意的是：電視機擺放位置不易過高，最好是螢光幕中心與視線持平；人與電視機距離保持在三米以上；看電視持續時間不應超過四小時；看電視時保持室內空氣新鮮、眼部不適時可戴墨鏡；在看完電視後清潔面部，防止靜電污染面部發生斑疹；電視機旁安裝一個低度燈泡，調節視線免受強光刺激。

空調

專家分析 夏季天氣炎熱，現在的上班族大多是從事腦力勞動，一熱就會覺得思路拓展不開、頭腦不清醒，還會疲乏無力、睏倦欲睡，因而辦公室都有冷氣空調。但是，長時間吹冷氣，還是會危害到身體健康的，這使得不少都市白領都患上了冷氣病。

空調房裏雖然涼爽，但屋外依舊炎熱無比。白領們上下班或偶爾出外辦事時，就會處於忽冷忽熱的環境下，從而很可能患上感冒，導致出現發熱、咽喉疼痛、扁桃體炎、頭暈、咳嗽等一系列症狀；尤其是冷氣直吹時，空氣流速增加，溫度會驟降3～4℃，使人覺得頭昏腦脹。突來的冷空氣還非常容易刺激汗毛孔突然收縮導致頭疼。長期吹冷氣還會引起一種嚴重的下呼吸道疾病——肺炎。現在許多辦公大樓採用的都是中央空調，而中央空調十分適合軍團菌繁殖和傳播，而且，大多數抗生素對這種軍團菌引起的肺炎都沒效果，嚴重時患者甚至會因呼吸衰竭而死亡。

常吹冷氣除了容易感冒，對大腦傷害也十分嚴重。空氣中所含的陰離子會抑制人的中樞神經系統，緩解大腦疲勞。但空調卻過多地吸附了陰離子，使房間裏的陽離子越來越多。陰、陽離子失調會讓人們的大腦神經系統跟著紊亂失衡。除此以外，空調房裏濕度也很低，這對我們眼、鼻的黏膜都很不利。而且乾燥的環境也是病菌和病毒的適合生存環境，當你覺得鼻子、嗓子發乾的時候，就要當心病毒的侵入了。此外，空調房一般都是密閉的，房裏的塵埃、塵蟎流通不出去，有過敏體質的人還很容易出現過敏反應。

【特別提醒】切莫因貪一時的涼爽而損害了自身的健康，越是熱天，就越應該加強耐熱鍛鍊，減少在空調房間裏停留的時間。即使必須在空調環境下工作，回家後也應儘量不使用空調，避免越來越依賴空調而罹患疾病。

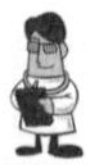

靜電

專家分析 在乾燥和多風的秋天，我們常常會碰到這種現象：晚上脫衣服時，黑暗中常聽到劈啪作響的聲音，還伴有藍光出現；與人見面握手時，手指剛一接觸到對方的手指，就會突然感到指尖針刺般刺痛，令人大驚失色。這就是發生在人體的靜電現象，是體內靜電對外「放電」的結果。人體活動時，皮膚與衣服之間以及衣服與衣服之間都會互相摩擦，產生靜電。並且隨著家用電器的增多，以及冬天人們多穿化纖衣服，家用電器所產生的靜電荷會被人體吸收並積存起來，加之居室內空氣乾燥，牆壁和地板多屬絕緣體，因此更容易受到靜電干擾。中老年人的皮膚相對於年輕人更加乾燥，並且因爲中老年人心血管系統老化、抗干擾能力減弱，使他們更容易受靜電的影響。心血管系統本來就有病變的中老年人，靜電更會加重病情，或誘發室性早搏等心律失常現象。過高的靜電還常常使人焦躁不安、頭痛、胸悶、呼吸困難、咳嗽。

【特別提醒】為了防止靜電危害，應注意調整衣物的組合關係。凡是和皮膚直接接觸的內衣、內褲、胸罩、襯衫、床單之類，儘量採用純棉或真絲織物。患心臟病、哮喘、皮膚過敏病人，儘量不要穿化纖類的衣服。

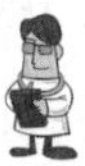

電冰箱不安全

專家分析 不少人將電冰箱當成保險箱，認爲許多食物放進去就可以保存了，其實這是很危險的。電冰箱冷藏室的溫度一般在0～5℃左右，雖然這一溫度對食物有保鮮作用，對大多數細菌也有明顯的抑制作用，但並不能殺死細菌，尤其對於耐低溫的細菌，正是它們繁殖的適宜溫度，電冰箱又是一個密閉的空間，細菌易於繁殖，可造成食物污染和變質。而且一旦將食品拿出冰箱，細菌在室內常溫下便迅速生長、繁殖。

【特別提醒】正確使用電冰箱時要注意以下幾點：(1) 定期清洗冰箱。(2) 生熟食物不宜放在冰箱中的同一格內。(3) 食物存放時間不能太長。

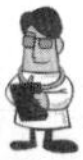

隔夜龍頭水

專家分析 很多人恐怕都有這樣的習慣，清晨起來後，往往一打開水龍頭就接水用來刷牙、洗臉或做飯，更有人在夏天早晨起床後就直接飲用水龍頭裏的自來水。實際上這種做法是不衛生、不科學的。研究發現，隔夜水龍頭裏窩藏著軍團菌。人如果不慎感染了這種嗜肺軍團菌，就會患上一種症狀酷似肺炎的「怪病」，以往醫生們常常將其當作肺炎來治療，但治療起來卻根本無效。感染了這種細菌後，患者常有胸痛、嗜睡、煩躁、抑鬱、神志不清、定向障礙等中樞神經症狀，有的還會出現腹瀉、腹痛、噁心、嘔吐等消化道疾病症狀。美國費城曾爆發過一次軍團病，221名患者中有34人相繼死亡，病死率高達15％。近年來的研究證實，軍團菌還可從湖泊、飯店、醫院，以及家庭中自來水管道的水樣中分離出來。

【特別提醒】在清晨用水時，應先把水龍頭打開，讓停留在水管內的隔夜水流出來，然後再接水做飯或洗臉、刷牙。

床墊

專家分析 不少人都喜歡睡席夢思床墊，因爲它柔軟舒適，但過了幾年後，卻會感覺越睡越累，往往是一覺醒來腰酸背痛，全身不舒服。一檢查床墊才發現，上面已經被睡出了「坑」，所以爲了保證自己睡個好覺和不影響骨骼的健康，一般都選擇了更換新的床墊。其實，一張品質優良的床墊，若使用得當，保養得法，可以延長使用年限。根據彈簧床墊的特點，新床墊在使用的第一年，可以每三個月調換一下正反面或擺放方向，使各部位受力均勻，以維護床墊彈性的均衡，避免局部彈性缺乏，之後約每半年翻轉一次即可。

【特別提醒】使用床墊時，應定期用吸塵器清理床墊，以保持清潔，並適時晾曬，保持乾爽，以延長床墊的使用年限。

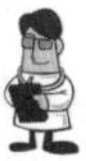

毛巾

專家分析 毛巾每天與我們的身體親密接觸，也許是太過平常的緣故，大家對毛巾的使用、挑選、放置等都顯得過於隨意。它的主要成分棉纖維很容易成爲「藏汙納垢」之所，如果清洗方法不正確，就會危害健康。毛巾上常沾有人的汗液、淚液等分泌物，而且長時間處於溫濕狀態，經過一定時間，便成了致病微生物如沙眼衣原體、金黃色葡萄球菌、淋球菌及黴菌等滋生的樂園，如果不勤洗、勤曬，大量細菌會在毛巾中存留、繁殖，用這樣的毛巾擦身體，很可能造成感染。人體皮膚上的油脂、灰塵、水中的雜質、空氣中的細菌等沉積在毛巾上，再用這樣的毛巾擦拭皮膚，不僅起不到清潔的作用，反而會沾汙皮膚、堵塞毛孔。毛巾是纖維織物，使用時間長了，深入纖維縫隙內的細菌很難清除，清洗、晾曬、高溫蒸煮等方式，只能在短時間內控制細菌數量，並不能永久清除細菌。長期使用舊毛巾的話，會給細菌入侵造成機會。

【特別提醒】毛巾用完後要及時清洗乾淨，每星期用開水煮10分鐘消毒，晾掛處要通風，最好能及時烘乾或曬乾。

新衣服

專家分析 新衣服買回來後，往往有一股怪味，這是甲醛的氣味。因爲衣服在生產加工時，大都加入了甲醛。它是用來處理棉布易皺的缺點的。在高壓、高溫環境下，讓甲醛分子與棉纖維分子結合，可產生防皺效果。但是如果處理過程不夠嚴謹，或處理後清洗不淨，會造成甲醛單體由布料中釋放出來，甚至布料本身就有甲醛。據研究表明，甲醛除了引起咳嗽、過敏性鼻炎等疾病，還可以致癌。食鹽能消毒、殺菌，爲了安全起見，買回來的新衣服最好用鹽水浸泡、洗一洗，然後再穿，這樣能徹底清除遺留在布料上的甲醛，並且食鹽還有防棉布褪色的作用。

【特別提醒】鹽水的濃度不用太高，一般兩湯勺鹽已經足夠了。經過鹽水處理的衣服應晾曬在通風處，且要避免陽光直曬。

久放在衣櫃裏的衣物

專家分析 放在衣櫃裏面的衣物，再拿出來穿時，一定要先晾曬。這是因爲衣物雖然在存放前都已經洗得乾乾淨淨，但這些放在衣櫃裏的衣物會吸附大量的游離甲醛，拿出來穿時，就可能對人體造成傷害。甲醛是一種過敏源，當從纖維上游離到皮膚的甲醛量超過一定限度時，就會使人產生變態反應性皮炎，輕者會發生皮膚過敏、紅腫、發癢等症狀，重者會連續咳嗽，繼而引發氣管炎和多種過敏症。

【特別提醒】放在衣櫃裏的被子、毛毯，一定要充分晾曬後再用。衣物能夠漂洗的儘量漂洗以後再穿，不便於漂洗的要充分晾曬。另外人造板內的甲醛釋放期為3～15年，一些已經使用一段時間的衣櫃，也應該注意甲醛對衣物的污染。

乾洗衣服

專家分析 爲了方便，很多人都習慣將衣物拿到洗衣店乾洗。乾洗是利用清香劑或溶劑，除掉衣服上的污漬。目前，乾洗用的最普通的溶劑是四氯乙烯，四氯乙烯是一種有毒的溶劑，使用四氯乙烯乾洗劑，可使衣服顏色鮮豔柔軟，洗淨力強。但若長期使用將對人體特別是從業人員造成肝功能損害，還可能致癌。皮膚吸收了四氯乙烯的氣體會引起頭暈眼花、噁心等症狀。

【特別提醒】最好不要乾洗衣物。如果你的衣服一定需要乾洗的話，那麼，把乾洗的衣服拿回家後應立即將塑膠罩拿掉，並將衣服掛在通風的地方，等衣物上的乾洗溶劑揮發後再穿。

暖氣

專家分析 暖氣已成爲冬季取暖的主要方式之一。室外寒冷乾燥，室內卻開著暖氣穿著單衣，是一件多麼舒適的事情啊！但是這種生活環境是不健康的。

人們爲了保暖往往將門窗緊閉，使得室內空氣更加乾燥、污染加劇，給細菌、病菌的滋生和傳播，提供了「溫床」，致使感冒等呼吸道疾病發病率猛增。室溫很高時，許多人會出現不同程度的內熱外寒的「怪病」：鼻咽乾燥、胸悶、頭暈眼花、出汗、血黏度增高、脈速、血壓改變、尿量減少、軟弱無力等。這就是室內「暖氣」給熱出來的「暖氣病」。

【特別提醒】為了避免「暖氣病」的發生，在室內多養些綠色植物，是一個不錯的辦法。有些綠色植物可以幫助不常開窗通風的房間改善空氣品質，預防「暖氣病」，如會「吐」氧氣的仙人掌類植物，它可以呼出氧氣，在清新空氣的同時，也使室內感覺濕潤溫和。

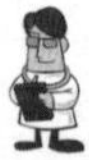

加濕器

專家分析 每逢冬季，因空氣乾燥，許多家庭使用加濕器改善房間濕度，品質好的加濕器如果正確使用，可以適度改善室內空氣濕度，但加濕器使用不當亦可致病。例如有些家庭會在水中加入芳香劑，這種做法是很不妥的。因爲芳香劑中所含的揮發性有機化合物成分，容易引發呼吸道疾病，特別是對有呼吸道過敏史的人刺激更大。

另外，加濕器的水箱是個藏汙納垢的地方，如果不及時清洗，很容易滋生細菌。在長時間使用加濕器的室內，黴菌等微生物易隨著水霧進入空氣，再進入人體呼吸道，誘發「加濕器肺炎」。

【特別提醒】加濕器一定要定時清洗。

飲水機

專家分析 不少家庭都有飲水機，但通常都很少認眞、定期地清洗飲水機，認爲飲水機是過濾水的，應該很乾淨。眞的如此嗎？實際上，桶裝水一經開啓使用，就與空氣接觸，用掉多少水，就會有多少等量的空氣進入桶內。而且，由於許多飲水機的進氣通道都沒有任何過濾裝置，一些小蟲也會通過空氣管道進入水桶，造成飲用水的二次污染。小蟲子鑽進飲用水桶內還能看到，而肉眼看不見的細菌污染更讓人擔憂。飲水機對細菌和微生物沒有任何抑制能力，細菌一旦進入便會迅速繁殖。缺乏定期維護保養和清洗的飲水機是十分危險的，是藏匿在家裏的健康殺手，因此絕對不可掉以輕心。

【特別提醒】為了有效地防止飲用水污染，必須定期清洗飲水機。

洗衣機

專家分析 很多人在用完洗衣機後，會將洗衣機的裏裏外外擦乾淨，然後立即就把蓋子蓋好。其實，這最後一個動作恰恰爲健康埋下了隱患。據測試表明，水被注入洗衣機桶內15分鐘後，水中的黴菌每升最多可含有4566個。至於全自動單筒洗衣機的黴菌數量，則是雙筒洗衣機的2.6倍。黴菌在洗衣機桶內繁殖、發酵，黴菌孢子隨水流散佈，會在洗衣時污染衣物並帶給人體，致使一些人皮膚搔癢過敏，甚至罹患皮膚炎。

住在一樓的住戶的洗衣機黴菌較多。每天都使用的洗衣機則比幾天用一次的洗衣機更容易滋生黴菌，洗衣後不開蓋放置的洗衣機，比開蓋的要多40％的黴菌。衣物上有黴菌，不要怪罪洗衣用品，因爲黴菌的多少與洗衣粉和肥皀的類型基本上並沒有什麼關係。要知道，室內發現的衣服上的黴菌大部分都是洗衣機桶內繁殖的。使用時間越長，內部滋生的細菌就越多。新洗衣機用久了，如果不及時清洗，慢慢就會出現水發渾、漂洗不乾淨等現象。也就難免會對下次要洗的衣物造成污染。如果長期使用帶有黴菌的洗衣機洗滌衣物，就大大增加了發生交叉感染的可能性，可能引發多種皮膚病。

【特別提醒】要防止洗衣機污染很簡單：每次用完洗衣機後，在一定的時間內都敞開洗衣機的蓋子，充分晾乾就可以了。倘若能讓陽光照射一下自然就更好了。

鑰匙

專家分析 現代人每人都有一大串鑰匙，所以也要注意這個小玩意的衛生，我們在拿過鑰匙後，應該馬上洗手。經實驗證明，60％以上的鑰匙都帶有大腸桿菌、結核桿菌、黴菌等致病菌，少數貼有膠布標記的鑰匙，積垢就更嚴重了，沾帶的致病菌數量令人震驚，是各種細菌生存繁殖的「樂園」。

【特別提醒】為了自身的健康，一定要經常清洗鑰匙，而摸過鑰匙的手也要及時清洗乾淨。

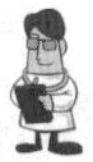

空調隔季馬上用

專家分析 冬季長時間不使用的空調（冷氣機），其濾網會成爲細菌、粉塵、黴菌，甚至蟑螂的聚集地。當夏天再次打開空調使用時，這些污染物就會隨著空調冷氣吹出，在房間中反覆循環污染環境。如果空調系統常年疏於清理的話，細菌、眞菌的總數就將嚴重超標。而這些含有有害菌的氣體往往是無法被嗅覺識別的，時間久了，就會對身體造成損害，使人患上「冷氣病」。

【特別提醒】要預防冷氣病，首先必須定期更換空調濾網。換季使用之前，要先對空調進行徹底的除塵。有條件的話，不妨考慮定期請專業人士進行管道內的殺菌與消毒。剛打開空調的同時，我們最好也打開窗子，讓氣體流通一會兒再關窗。要注意的是，使用空調的房間最好每天都要開窗換氣，不要為了省電或省事而將「冷氣」一直悶在屋裏。

吸塵器

專家分析 使用吸塵器雖有利於居室清潔衛生，但同時也是家庭的一個新的污染源。由於吸塵器內的過濾絨墊或集塵袋，對細小塵粒的阻擋能力很低，被吸塵管吸人的灰塵在強吸力的作用下，通過絨布又從排氣口噴揚到室內空氣中，給空氣造成新的污染，而人們很少能想到也應該給吸塵器消消毒。吸塵器內的灰塵微粒中，有塵蟎和塵蟎排出物、蟑螂分泌物以及黴菌、花粉等，其中的大部分都是誘發疾病的過敏源，可使人發生過敏症狀，輕者會引起身體不適，重則誘發許多疾病。

【特別提醒】為達到吸塵不排塵的目的，除了要選擇高效過濾袋的吸塵器，重要的是在使用過程中，必須對吸塵器進行定期清洗消毒。

電熱毯

專家分析 電熱毯既可取暖，又可作爲醫療保健用品，深受人們喜愛。但其產生的電磁場與人體健康的關係一直受到關注。一般來說，電熱毯發生小劑量電磁場的微弱生物效應，對正常人無多大影響。但是，如果使用不當，會給人體健康帶來一些副作用，有人稱之爲「電熱毯綜合症」。研究者發現，躺在電熱毯上的人體，存有感應電壓，約40~70伏特。雖然電流微小，但並非人人皆宜。由於存在電磁場，高溫會影響男性睪丸生成精子的功能，影響婦女受孕。同樣，由於電磁場妨礙生長發育，青少年也不宜使用。出血性疾病患者使用電熱毯，會使血液循環加快，血管擴張，加重出血。故而潰瘍病出血、肺結核咯血、腦溢血等患者不宜使用。由於持續加熱影響血循環，心血管疾病患者也應慎用。

【特別提醒】電熱毯不宜長時間使用。人體長時間躺在40℃～60℃的床面上，極易出現口乾、鼻燥、頭昏、疲乏等症。

涼席

專家分析 夏天即使入夜了也是十分炎熱的。許多人都喜歡鋪著涼席睡覺。那麼，是不是人人都能睡涼席呢？其實不然，嬰幼兒和老人就都不宜睡涼席。嬰幼兒皮膚嬌嫩，而不少涼席中都含有一種致敏原，容易導致過敏性皮炎。而且一些涼席的縫隙中寄生著蟎蟲等，可能導致皮膚紅腫、刺癢、疼痛。有的幼兒較胖，出汗多。汗液浸漬皮膚，也容易導致皮膚發炎。中老年人也不宜睡，尤其是竹片過厚、硬度過大的涼席。如果天氣過熱，可以將涼席向上放，使雙腳不與涼席接觸，這樣既可使上身防熱，又不會讓皮膚薄肉少的腿腳受到硬竹片的刺激。此外，傷風感冒者、體質弱者、患有膿瘡等皮膚病的人，以及糖尿病患者也都不宜睡涼席。

【特別提醒】在使用涼席時，我們應注意定期清洗涼席、消滅蟎蟲。每次將涼席擦洗乾淨後，都將其放在陽光下曝曬兩個小時，或用開水燙洗，然後再晾乾。還要注意預防細菌的滋生。要經常用濕布擦洗涼席，或者噴灑一些殺蟲的藥物，但兩個小時後一定要用濕布仔細地將藥液擦乾淨。幼兒和糖尿病患者睡涼席時，可在涼席上鋪墊純棉的床單，不要讓皮膚直接接觸到涼席。

電話機

專家分析 電話機的污染十分嚴重，有相當多的電話機帶有A肝病毒和B肝表面抗原及結核桿菌，電話筒傳話變傳病。據專家抽樣檢測，發現98%的電話機帶菌超過2萬個，30%的電話機帶有致癌病菌，其中污染最嚴重的是公用電話、旅館電話，最多的帶菌超過17萬個。因此，打電話要注意正確的使用方法，話筒與嘴的距離要超過10釐米以上；千萬不要用手捂著話筒、用嘴對著喊；打噴嚏或咳嗽時要用手帕掩住嘴，防止唾沫噴入話筒；其次，打完電話之後勿用手抓食品進口中，最好用洗手液洗手或用消毒濕巾擦洗，在醫院或公共場所打過電話後更要格外注意。

【特別提醒】在家中平時要經常用棉球蘸75%的酒精或5%的高錳酸鉀溶液，來清洗話筒，進行消毒。

口罩

專家分析 冬天戴口罩防寒，會降低人自身的禦寒能力。人的鼻腔中毛細血管豐富，有許多海綿狀血管網，在整個呼吸道表面上都覆蓋著許多黏膜，其下也有微血管。當吸進冷空氣進入肺部，從途中已將冷空氣加溫到人的體溫。人的這種生理功能可通過鍛鍊得到增強，從而提高人的耐寒能力。

如果戴著口罩，鼻腔及整個呼吸道的黏膜得不到鍛鍊，稍稍受寒，就很容易感冒。而且，呼出的廢氣還可能因口罩擋著而又被吸回體內。

【特別提醒】冬天不必為禦寒而戴口罩。但有大的風沙（沙塵暴時）或有可能傳染疾病的地方，則不妨一戴。

圍巾可當口罩戴

專家分析 有的人嫌口罩保管起來麻煩，就習慣把圍巾當作口罩用，但這是很不科學的。圍巾大多是用羊毛織物和化纖織物製成的，這些織物中都帶有些不利於人體健康的物質。而且，圍巾本身在使用時也會沾染上細菌。如果將圍巾圍在嘴上，呼吸時就會將這些纖維和細菌吸入呼吸道，給健康帶來不利的影響。

此外，有些年輕媽媽喜歡用尼龍圍巾為孩子遮臉，這種做法也不利於孩子健康。尼龍圍巾雖然輕薄，但紡織較密，透氣性差，會導致孩子不能順暢地呼吸，造成供氧不足，損害腦組織；而且尼龍圍巾是化纖織物，孩子皮膚嬌嫩，很容易導致過敏。老人更不宜如此。隨著身體的衰老，老人的呼吸器官功能已經在不斷減退，若在冬季用圍巾遮住口鼻，更使呼吸不順暢，久而久之，就會導致呼吸困難、缺氧、哮喘等病症，患有心臟病的老人，甚至有猝死的可能。

【特別提醒】圍巾不可兩用。

沙發

專家分析 有的朋友可能會問：坐沙發也能致病嗎？答案是肯定的。由於時間長，而且姿勢不當，可向肌肉組織施加某種不正常的張力和壓力，久而久之，會造成過量的骨膠原生長。骨膠原是連接肌肉組織的支撐纖維，在正常情況下，它能保持肌肉組織有一定的彈性。然而，過量的骨膠原侵入肌肉組織，肌肉就會酸痛，並失去大部分功能，天長日久，肌肉還會萎縮，導致身體虛弱，相當容易罹患疾病。

【特別提醒】坐沙發時，要保持良好的坐姿，不歪坐、斜靠、雙腿疊壓。更不在沙發上久坐，一次坐沙發的時間不超過1小時，必須要久坐時，應每隔半小時活動幾分鐘。有的人喜歡坐在沙發上看電視，幾個小時也不動，這對身體是十分不利的，應盡可能的避免。

第十三章　體育鍛鍊中的健康禁忌

清晨鍛鍊該做什麼準備

專家分析　現代人越來越注重活動，要活就要動。清晨起來做做運動，活動一下筋骨，確實能促進身體健康。但是值得注意的是，在進行運動前，一定要做好準備，否則不但不能達到應有的效果，反而還會對身體造成損傷。經過了一夜的睡眠，身體各組織器官處於抑制狀態，加之早晨氣溫低，關節、肌肉和韌帶僵硬。因此，鍛鍊要循序漸進，先做準備活動，動作速度由慢到快，力量由小到大，拉壓韌帶練習由輕到重，跑步距離逐漸加長。先進行輕微的運動，可以使周身的毛細血管打開，肌肉關節隨之放鬆。切忌一開始就猛跑急跳，進行劇烈運動，否則，就會突然加重心臟負擔，造成噁心、嘔吐現象，對身體非常有害，還容易發生運動傷害事故。

【特別提醒】晨練活動要有益於身心健康，晨練者必須遵守以下原則：(1) 不適宜起床後，便立刻進行運動；(2) 在運動時，一定要做到循序漸進，切記不可一開始便進行劇烈運動。

集中時間運動

專家分析 鍛鍊必須持之以恆，達到一定的質和量，才能收到良好效益。現代生活節奏加快了，工作也開始變得異常繁忙，有不少人一頭埋在工作中，極少或根本不參加體育運動，這是造成他們身體虛弱的原因之一。有些人雖然意識到不運動勢必會危害身體健康，但卻對運動健身方法甚爲不了解，他們當中就有不少人利用雙休日進行集中式健身以彌補平時鍛鍊的不足。殊不知，不運動會影響身體健康，而偶爾運動更會傷害身體，這與暴飲暴食沒有什麼不同。

現代醫學研究證明，經常參加體育運動的人的死亡率，僅爲偶爾參加體育運動的人的一半。對於那些只是偶爾運動一下的人來說，運動帶給他們的不是健康，而是加重生命器官的磨損、組織功能的喪失，從而導致壽命縮短。那麼，爲什麼偶然運動得不到預期的效果呢？這與人體的生理機能有很大關係。週末集中健身者大多從週一到週五都在辦公室裏坐著，基本沒有運動，身體實際上已經適應了這種狀態。週末突然進行長時間集中鍛鍊，這就打破了已經形成的生理和肌體平衡，其後果比不運動更差。

【特別提醒】要想通過鍛鍊達到健身目的，我們一定要做到下面幾點：(1) 平時養成運動習慣，並持之以恆；(2) 做出一個科學而合理的健身計畫，最好是在專業人士的指導下進行；(3) 鍛鍊應量力而行，不可忽略自身身體狀況進行劇烈運動。

運動過後即飲水

專家分析 進行一番運動後，會大量出汗，使人感到口渴難忍，因此許多人在運動後，爲圖一時之快便立刻飲水。這樣做是對身體只有壞處沒有任何好處的。因爲，在大運動量活動時，胃腸道血管處於收縮狀態，血液供應暫時減少，大部分血液流到參加活動的肌肉中去了。此時大量飲水，胃腸吸收能力減退，水分就積聚在胃腸道，使人感到沉重悶脹，還會妨礙隔肌的活動，從而影響呼吸。而且大運動量的活動結束後，心臟的負擔減輕了，正需要休息，這時候若大量飲水，部分水吸收進入血液，使循環血量增加，將會對心臟造成較大的壓力。此外，汗水裏含有的鹽分在出汗時損失了許多，如果大量飲水而不補充鹽分，那麼水分經胃腸道吸收以後，一部分又很快地變成了汗液繼續排出體外，這又會攜帶走一部分鹽分，使得身體內鹽分更加缺乏。

【特別提醒】在運動後立刻大量飲水是不利於我們身體健康的，那麼怎樣才能科學而合理地解決這一難題呢？⑴運動後如果感到口渴，最好先漱漱口，使這一部分黏膜潤濕一下，口渴的感覺便會很快減輕；⑵當稍作休息後，可以少喝一點兒加有鹽的水，直到身體放鬆下來之後，再適當地多飲一些水就可以了。

借助運動多出汗治感冒

專家分析 感冒是我們常患的小病，有人認爲要讓感冒好得快，最好的辦法就是讓身體出出汗，只要身體一出汗，感冒自然就好了。這種做法是不正確的。因爲感冒是由細菌或病毒引起的急性上呼吸道感染病，所以出汗既殺不死細菌也清除不了病毒，反而會加重病情。

人的上呼吸道，特別是鼻腔和咽喉，很容易受細菌和病毒的侵襲。因爲鼻腔和咽喉表面有一層較厚的黏膜和豐富的血管，爲細菌和病毒的滋生繁殖提供了方便條件。當細菌和病毒侵入上呼吸道時，人體內的防禦系統便與入侵者展開搏鬥，血液中的白血球和抗體便會增多，體內新陳代謝與肝臟的解毒作用也加強了。在搏鬥中要消滅入侵者，身體的消耗很大，全身乏力疲倦。這時，需要的是增強搏鬥的體力和安靜休息。如果反其道而行之，大量運動讓身體出汗，便會降低肌體抵抗能力，給細菌和病毒造成進攻的機會，病情便會加重，或引起其他併發症。

【特別提醒】感冒雖是小疾病，治療依然要科學。

渾身大汗沖涼去

專家分析 很多人在大量的戶外運動後，常常用冷水洗澡，採取快速冷卻的辦法來消熱，這是不利於身體健康的，甚至還會誘發感冒和其他疾病。因爲人在出汗時，皮下血管擴張，汗毛孔放大，血液循環很快，突然受到冷水刺激，皮下血管就會馬上收縮，汗毛孔也立即閉住，汗腺的分泌也立即停止。這樣就堵住了散熱管道，體內的熱量不能繼續散發，離開冷水片刻熱量就會傾泄而出，使人感到很熱，這一冷一熱之間，差異很大，如果一時適應不過來，就易患感冒或其他疾病。此外，汗水裏面含有一種天然抗體，叫做「皮西丁蛋白」，可殺死大腸桿菌、葡萄球菌等有害細菌。這種抗體會自動找「疑似製造皮膚癌」的蛋白質的麻煩，防止癌細胞生成。因此，汗水沒乾的時候，不能洗冷水澡，也不能吹涼風、喝涼水等，這些都會導致疾病的發生，於健康相當不利。

【特別提醒】當運動後大量出汗時，**正確的做法並不是立即用涼水沖澡，而是稍事休息一下，把汗水擦乾後再用溫水洗澡。這樣有助於皮膚熱量的散發，也不會因突然受涼而致病。**

運動後立即停下來休息

專家分析 人們因各種需要，免不了進行各種劇烈運動，結束運動後，一般習慣是立即停下來休息，殊不知，這對人體有害無益。劇烈運動時，人體的血液多集中在肢體肌肉中。由於肢體肌肉強力地收縮，會使大量的靜脈血迅速回流給心臟，心臟再把有營養的動脈血送至全身，血液循環極快。如果劇烈運動剛一結束就停下來休息，肢體中大量的靜脈血就會淤積在靜脈中，心臟就會缺血，大腦也就會因心臟供血不足而出現頭暈、噁心、嘔吐、休克等缺氧的症狀。

【特別提醒】劇烈運動後不要立即停下來休息，要注意緩慢停止，使身體有個適應階段才可以。

運動後馬上洗冷水澡、吹風或走進冷氣房

專家分析 在暑熱難當的夏季，人們因各種需要，免不了進行各種劇烈運動。有人圖一時痛快，劇烈運動剛一結束，馬上就用電風扇，或吹冷氣或在風口吹風。實際上這會帶走身體很多熱量，使皮膚溫度下降過快，通過神經系統反射活動，會引起上呼吸道血管收縮，鼻纖毛擺動變慢，降低局部抗病力量，此時寄生在呼吸道內的細菌病毒就會大量繁殖，極易引發傷風、感冒、氣管炎等疾病。還有些人劇烈運動後立即下水游泳或進行冷水浴，但由於肢體溫度和水溫相差懸殊，極易發生小腿抽筋。

【特別提醒】劇烈運動後應讓身體逐漸降溫散熱，再做其他的事較為妥當。

在有霧天氣進行室外運動

專家分析 霧大多在早晨形成，不少人以爲霧多的地方空氣濕潤新鮮，所以在有晨霧的天氣裏，也不終止運動鍛鍊，殊不知在霧天裏運動有害健康。都市霧和鄉村霧不

同，它的最大特點是含有對人體有害的物質。前者隨著都市工業、交通運輸業的發展，大氣中的煙塵和有害氣體大量增加。空氣中飄塵、降塵、一氧化碳、二氧化硫污染嚴重，它們的微粒凝結核，能吸附飄浮在空氣中的水汽而形成霧。在污濁的霧氣中運動鍛鍊，會吸入各種有毒物質，引起咽喉炎、氣管炎、眼結膜炎和過敏性疾病。此外，在晨霧中運動，由於濃霧水氣大，妨礙肺泡進行氧氣和二氧化碳的交換，使身體器官組織供氧不足，所以有人在霧中運動，往往感到呼吸不暢，胸悶不適，容易疲勞。

【特別提醒】參加運動鍛鍊應當選擇良好的氣候環境，在多霧的季節參加戶外運動，可安排在下午進行。平日城市污染，鍛鍊時間可在9時到下午3時之間。雨後空氣最為清新，是體育鍛鍊的合適時間。運動鍛鍊的場地，可選擇在草坪、操場、公園或較僻靜的馬路、林蔭大道等處。

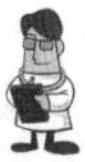

城市中清晨鍛鍊

專家分析 生活在城裏的人，多認爲「早晨的空氣新鮮」，所以鍛鍊身體時往往選在清晨。然而，在城市進行運動鍛鍊是和環境、季節有密切關係的，必須選擇合適的時間，而早上運動，一般來說並不適宜。城市環境不同於市郊、或農村，田園綠色植物較多，空氣清新宜人，另外綠色植物能吸收二氧化碳，放出氧氣，因此在這樣的環境中，於清晨鍛鍊身體對健康才有好處。

【特別提醒】美國運動醫學教授指出，進行各類體能運動的最佳時間並不是早上，而是每日下半段時間，即接近黃昏這一段時間。在此段時間，體力、肢體反應的靈敏度及適應能力，都達到最高峰，所以此時從事各類運動對身體健康最為適合。

晨練運動過早，並立即進餐

專家分析 清晨四點左右，人體的血液黏滯性最高，流動性最差，易凝結形成血栓，阻礙血液循環，是心血管疾病多發的時間。另外，室外晨練過早，突然劇烈運動，肌肉中血流量急遽增大，會加大心臟的收縮強度與頻度，心肌會因供氧不足而過早疲勞，以致產生胸悶、肋痛等現象。而運動後，人體血液大多在體表血管內，胃腸道血流量相對很小，不利於食物的消化、吸收，這時進食，會給消化系統增加負擔，易產生腹脹、噁心等症狀。

【特別提醒】事實上，並不是越早起來運動就越好。

游泳後曬黑不等於健康

專家分析 陽光和我們每個人的生活都有著密切的關係，但人們對於陽光給予身體的益處和可能帶來的危害，卻不一定都很清楚。陽光中的紫外線對人體是有益的，它可以增強人體皮膚和內臟器官的血液循環，殺滅皮膚上的細菌，增強皮膚的抵抗力，使皮膚紅潤健康，並能促進身體對鈣磷的吸收，從而有利於青少年的骨骼發育。然而，過量的日曬，也常會給人體帶來許多害處。游泳後，特別是身體尚未擦乾時，受到較長時間的曝曬，皮膚上就會出現紅斑，有燒灼感，嚴重的還會出現水泡和大面積的皮膚剝脫，並伴有針刺樣疼痛。日曬過量，還可能出現頭暈、口渴、大汗淋漓，甚至劇烈的頭痛、噁心、嘔吐、神志恍惚、體溫升高等中暑症狀，這可能是由於在烈日下曝曬得了日射病，其原因是由於紅外線穿透顱骨，引起腦部損傷的緣故。經常的過量日曬，還可能使皮膚發生癌症，這已經由醫學實驗和臨床研究取得了證實。

【特別提醒】游泳後應儘快擦乾身體，進行日光浴時，日曬時間不要超過20分鐘，特別是不要讓眼睛受到強烈陽光的照射，以免在中老年時期發生白內障。進行日光浴時，還要注意不可使頭部曝曬過久。

冬泳前後喝酒暖身

專家分析 冬季天氣寒冷，喝少許酒能促進身體發熱，起到保暖的作用，所以很多冬泳愛好者都習慣在冬泳前後飲酒抗寒。事實上這樣做是不對的。酒精可以擴張血管，加速血液循環，使人增加溫暖感。但酒精也會使體溫散失相應加快，所以短暫的溫暖過後，人會感覺更冷。而且，酒精還對中樞神經有麻痹作用，會降低心肌的收縮能力，影響心臟的正常機能。冬泳前飲酒，不僅不會起到禦寒的效果，反而容易導致噁心、頭暈、嘔吐等症狀的出現，嚴重時還會全身發冷，甚至出現痙攣。

【特別提醒】冬泳前後不宜喝酒暖身。因為喝酒會使體溫散發得更快，冬泳出水後飲酒，不僅不能暖身，還會加劇身體的寒冷。

清晨跑步

專家分析 大多數人都認爲，清早跑步能鍛鍊心臟，促進新陳代謝，預防動脈硬化等。然而，經研究發現，清晨卻正是心臟病發生的高峰期。有研究人員對四千名曾有心臟病發作史的患者，做了全面的調查後提出，在一天24小時中，心臟病發作有個時間規律，每天上午6～9時發作的非致命性心臟病，要比晚上發作的心臟病多三倍左右。

日本山口大學的研究人員也發現，許多人喜歡在清晨跑步，但是這個習慣可能會要人命。早晨跑步會使人體內的激素分泌量，比在午後或傍晚跑步激發的分泌量高出2～4倍。腎上腺素分泌量增加時，心臟被迫加速跳動，心臟所承受的壓力便會增加。而在清晨，心臟還未開始正常工作，此時進行激烈運動，就會干擾交感神經的平衡，可能使運動者的心臟出現不規則的跳動，甚至導致猝死。

【特別提醒】在進行體育鍛鍊時，最好避開心臟病發作的清晨高峰期，安排在晚上或下午為好。有心臟病的患者更應該注意。

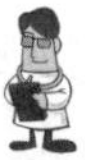

晨練前不喝水

專家分析 很多人習慣在早晨起來後，滴水不沾唇，就空腹出去運動，其實這是不利於健康的。有研究表明，人在睡覺時皮膚和呼吸器官，平均每小時要散發25克左右的水分，加上尿液排出，肌體會相對缺水，以致血液濃縮，血流緩慢，體內代謝廢物堆積。可以說，早起時的肌體正處於水分失調狀態，如果在此種狀態下去晨練，雖然運動能加速血液循環，促進代謝廢物的排泄，但因運動導致呼吸節奏加快，皮膚毛孔擴張，引起顯性或不顯性出汗，導致肌體缺水狀況加劇，從而擾亂了肌體正常的水平衡。久而久之，就會導致因某些生理功能紊亂，出現嘴乾、咽乾、口角發炎、小便赤黃等症狀，甚至導致便秘。而且因爲失水過多，血液濃縮嚴重，還有可能加重心腦血管疾病的病情，甚至危及生命。

【特別提醒】在晨練前不妨喝上一杯白開水，以補充水分。但最好不要喝鹽水，因為經過一夜的消耗，喝鹽水不僅不能補充水分，反而會加重高滲性脫水，令人更加口乾，再加上早晨是人體血壓升高的第一個高峰，喝鹽水會使血壓更高，晨練時容易感到眩暈甚至昏倒。

日出前在大樹下鍛鍊

專家分析 很多人喜歡在樹林晨練，而且常在日出前進行，覺得樹林裏的空氣更新鮮，晨練起來對身體更有益。然而，室外健身不僅不適宜在日出前進行，更不宜選擇在樹林裏健身。夜間沒有太陽照射，樹木無法進行光合作用，只能進行呼吸作用，吸入氧氣，呼出二氧化碳。一夜過後，到了第二天清晨，樹林裏的二氧化碳含量很高，而氧氣含量卻很低。此時如果到樹林內健身，人就會吸入大量的二氧化碳，容易引起頭暈、噁心等症狀。

【特別提醒】日出後，樹木才開始進行光合作用，吸入二氧化碳，呼出氧氣，樹林裏的空氣品質開始變好，此時再進去運動，才會有益於健康。

在陽光下鍛鍊

專家分析 有些人喜歡在強烈的陽光下鍛鍊，認爲這樣出汗多，再加強運動的強度，就可以取得更好的鍛鍊效果，既曬了太陽，又鍛鍊了身體。事實上，如果經常在夏季強烈的陽光下進行體育鍛鍊，就會對身體產生不良的影響。這是因爲，陽光中有一種紅外線，它在夏季強烈的陽光中格外多。如果這種強烈的陽光長時間照射人體，其中富含的紅外線就會透過毛髮、皮膚、骨骼而輻射到腦膜和腦細胞中去，容易使大腦發生病變，也會導致類似於中暑的症狀。不僅紅外線會對人體造成傷害，紫外線的危害性也是不容輕視的。長時間受到紫外線照射的話，就很可能會誘發皮膚癌，並會對視力造成不良影響、引發白內障等疾病。

【特別提醒】夏天進行體育鍛鍊，早晨6點以後和下午4點以後都是最佳時段，而且鍛鍊時間不宜過長，運動量也不宜過大，應根據個人身體情況和需要來安排。

偶爾運動的人

專家分析 對於那些不長期堅持運動的人而言，偶爾做一次運動並不會起到強身健體的作用，反而可能加重身體器官的磨損、組織功能的喪失，導致壽命的縮短。偶爾運動的人，在運動過程中所吸入的氧氣，比長期堅持運動的人要多。隨著呼吸頻率的加快，各種組織代謝也會加快，耗氧量驟增，極易破壞人體正常的新陳代謝過程，致使細胞衰老，危害健康。尤其需要注意的是，偶爾運動的人在運動時，隨著運動劇烈程度的增加，體內還會產生比平時安靜狀態下高很多倍的腎上腺素和皮質醇激素。這些物質會導致心跳加快、血壓增高、動脈周邊阻力增加，從而誘發心腦血管疾病。而且不運動的身體，突然受到運動的不良刺激，不僅容易損傷肌肉、肌腱、韌帶等，還會破壞人的體內平衡，加速身體某些器官的磨損或導致其生理功能失調。

【特別提醒】不經常運動的人在進行運動前，應該進行充分的運動準備，比如舒展

身體、拉伸韌帶等，給自己的身體一個「預備開始」的信號。其次就是運動量不要過大，動作不要過於激烈，應循序漸進地增加運動量和運動強度，不要急於求成。運動過後，也不要急於休息，應該先做一些舒緩運動，使身體從緊張的運動狀態中放鬆下來，然後再去休息。

運動後馬上進餐

專家分析 有些人在運動後感覺饑腸轆轆，於是馬上飽餐一頓。他們認爲運動之後不僅吃飯香，還能使身體更好地吸收食物中的營養，及時補充身體所需的能量。其實，在運動中，大腦皮層的運動中樞處於高度興奮狀態，運動後這種興奮還要延續一段時間，而食物中樞卻處於抑制狀態，如果此時進餐，不僅沒有食欲，且消化腺的分泌和胃腸蠕動也處於低弱狀態，胃腸道血液供不應求，加重了負擔，久之會引起消化不良症和消化道疾病。再者說，運動後馬上進餐，爲滿足消化吸收的需要，血液從運動時大量供應肌肉又轉向大量供應內臟，腦的血流量變得更少，人反而會犯睏。

【特別提醒】運動停止後，內臟器官還沒有馬上恢復工作，所以需要一定時間的休息，可以做些整理活動，用溫開水漱漱口，換好衣服，喝幾口淡鹽溫開水，大約30分鐘後再吃飯，就能幫助補充體力了。

酒後運動

專家分析 很多人都認爲，喝醉酒後活動活動能儘快醒酒。實際上，人的大腦皮質對酒精非常敏感，醉酒後，大腦皮質會出現短暫的興奮，然後便快速轉入較長時間的抑制狀態。若在此時進行運動，大腦皮質就要「超負荷運作」，從而對大腦功能造成損傷。而且，酒精還能抑制心肌的收縮力，使每次心跳時心臟泵出的血液量減少，此時再運動，勢必使心臟的負擔加重，損害心臟健康。此外，酒後運動，身體還需要聚集大量血液到四肢肌肉，這自然就會減少對肝臟、胃腸道的血液供應量，既不利於肝臟對酒精的解毒，又影響了胃腸道的消化功能，最終損害了身體健康。

【特別提醒】酒後還是躺下來休息一下比較好，不要盲目地認為運動能醒酒。

空腹運動

專家分析 空腹做運動對糖尿病人或心臟病人的確不可取。經臨床證實，空腹做運動時人體內血糖會降低，會引起頭痛、四肢乏力甚至昏厥等現象，同時還會產生饑餓感，出現腹痛，抑制消化液分泌，降低消化功能等。

【特別提醒】空腹做運動不可取。由於一般食物在人體胃腸裏停留4小時左右，如果選擇飯前鍛鍊，正確的方法是運動前1.5～2小時少量攝入一些碳水化合物，以保證運

動中擁有充沛的體力。

鍛鍊模式一成不變

專家分析 一個人如果多年來不改變其鍛鍊模式，很容易造成經常鍛鍊的那部分肌肉勞損，而沒有運動到的肌肉一直被忽視。長此以往，很可能使身體不成比例地發展。時常變換鍛鍊方式，不僅使健身效果有所提高，使身體的各個部位都得到鍛鍊，而且更有新鮮感。

【特別提醒】其實沒有哪一種健身方法是最好的，要根據自己的實際情況，制定出一套健身方法。最重要的是堅持，能夠持之以恆，因為健身需要時間和耐心。如果每天可以多花半小時快走，就能明顯降低心血管疾病的發病率，並能提高自身的免疫力。

鍛鍊做得越多越好

專家分析 如果運動做得太多，也會產生相反的效果。事實上，當鍛鍊身體到了某一程度後就會發生效果遞減的現象。假如你一個星期鍛鍊三次已經獲得成功，那麼，即使你一星期鍛鍊六次，也不會獲得雙倍的好處，同時你還會因爲鍛鍊過度而增加受傷的危險。

【特別提醒】運動專家指出，鍛鍊過度也會出現危險，特別是對剛剛開始鍛鍊的人更是如此，鍛鍊後身體需要休息和復原。

鍛鍊越吃力越有效果

專家分析 許多人希望擁有好身材，所以在一些健身器材上拼命運動，可是不到幾分鐘，就不得不停下來喘氣，還自鳴得意，認爲自己鍛鍊了心臟，消耗了大量的熱量，其實並非如此：就熱量消耗來說，運動的時間比強度重要。普通人全速奔跑或是在健身器材上拼命鍛鍊，都不會維持很久。說到鍛鍊心臟和消耗熱量，從長遠來看，勻速適度的步調，比短暫而突發性的疲乏運動更能消耗熱量，比如走路就比從事像百米衝刺那樣的突發性高強度的運動，效果要好。

【特別提醒】並不是運動鍛鍊越吃力，熱量就消耗得越快。

鍛鍊本來就會有點痛苦

專家分析 每個人都應該注意身體發出的信號，如果在鍛鍊中感到痛苦，應該立即停止。這並不是說鍛鍊身體無需吃苦和忍受壓力，痛苦與不舒服是有區別的，眞正的痛苦表示你已受了傷，受了傷的療法是休息，不是忍受更多的痛苦。

【特別提醒】如果你是為了參加比賽而鍛鍊，這句話可能是對的，但是對於一般人而言，痛苦是一個警告，而不是鍛鍊獲得成功必須跨過的一個門檻。

大運動量有助於延年益壽

專家分析 運動量越大越好，這個說法並不科學。運動員中很少有長壽的，可見加大運動量並不適合所有的人。體育運動的好處是能增強體質和提高自身免疫力，以及培養一個人的意志力和對成功的渴求。但是，大運動量運動會引起精神紊亂、失眠，使人感到疲憊，還會加重心血管疾病和腎病。大量運動會迫使身體需要更多的氧，結果加速氧化過程，使人老得更快。男運動員有可能因爲精子生產減少而不能生育。經常從事大運動量的人還容易患某些併發症：比如長期從事游泳運動，容易患慢性支氣管炎、上頷竇炎、肺病和中耳炎；長期從事跑步運動，內臟負擔過重，免疫力低下；長期從事器械練習，容易使韌帶撕裂，容易患心臟病、肝病或外傷。

【特別提醒】運動量要適宜，才能有助於延年益壽。

集中式的運動

專家分析 不少人利用週休二日進行集中式健身，以彌補平時鍛鍊的不足。健身專家指出，極少運動不利健康，而集中式運動也會傷害身體，無異於暴飲暴食。週末健身者大多是一個星期前五天都在辦公室裏坐著，基本沒有運動，身體實際上已經適應了這種狀態。週末突然拿出許多時間集中式的鍛鍊，反而打破了已經形成的生理和肌體平衡，其後果比不運動更差。

【特別提醒】科學有效的做法是每週鍛鍊3～5次。週末健身族由於時間限制，平時雖然不能像週末一樣有充裕的時間，但完全可以選擇適宜的項目，在茶餘飯後進行適度的鍛鍊。只有這樣鍛鍊，才能真正獲得增強體質、促進健康的效果。

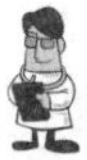

盲目運動

專家分析 有些人不知道哪些運動項目適合自己，盲目跟流行風潮來做運動。專家指出，某些高強度的運動項目並不是所有的人都適合練習，有些運動對人體的柔韌度要求比較高，如果柔韌度不夠，極易造成拉傷。

人們日常進行的是輕度到中度的鍛鍊，以預防疾病和保健身體爲主要目的，屬於有氧運動。在器械上做某種固定運動，常因不注意運動強度，而變成劇烈的無氧運動。像一些器械，如漫步機，是對身體局部器官的鍛鍊，難以照顧到全身。如果是心臟不好或有高血壓的人，最好選擇散步或太極拳、五禽戲、廣播體操等鍛鍊方法。比較適合中老年人的運動器械有牽引器、轉腰器和按摩器等。其中，牽引器對老年肩周炎有治療作用，轉腰器有助於中老年人活動腰部，按摩器可以舒活中老年人筋骨。

【特別提醒】長期堅持鍛鍊才會出效果，但想通過鍛鍊來使疾病消除，則不太可能。鍛鍊時要注意掌握度，一旦有不適反應，要立即停止運動。專家建議，運動強度應由弱到強，也不必每天都運動，當身體感覺疲憊或天氣、周圍環境狀況不好時，就不要勉強運動。

突然進行高強度鍛鍊

專家分析 有些年輕人一想起健身就突然心血來潮，進行高強度鍛鍊，弄得自己精疲力竭，這是極其錯誤的鍛鍊方法。無論是對肌肉、器官、內臟的承受能力來說，還是對鍛鍊的結果來說，這種高強度的鍛鍊只會起一些負面的作用。有的會使肌肉拉傷，讓人渾身酸痛；有的會使人產生疲勞感。

【特別提醒】 體育鍛鍊貴在堅持，應每隔幾天拿出一部分時間，對身體各個部位做針對性練習。久而久之，你身體的協調性、心肺功能、新陳代謝都會得到增強，還能逐步養成良好適度的鍛鍊習慣，有效防止肥胖，抵制各種疾病侵襲。

游泳時間過長

專家分析 皮膚對寒冷刺激一般有三個反應期。

第一期：入水後，身體受到冷的刺激，皮膚血管收縮，膚色呈蒼白。

第二期：在水中停留一定時間後，體表血流擴張，皮膚由蒼白轉呈淺紅色，膚體由冷轉暖。

第三期：停留過久，體溫熱散大於熱發，皮膚出現雞皮疙瘩和寒顫現象，此時應儘快出水。

【特別提醒】 游泳持續時間一般不應超過2個小時。

滿身大汗淋漓時下水游泳

專家分析 炎熱的天氣裏，在身上大量出汗的情況下立即跳入水中游泳，常會因爲水溫與體溫相差較大而使肌肉組織受到強烈刺激，進而血管猛烈收縮，使局部血液循環不良，從而導致肌肉劇烈收縮的現象，通常稱爲肌肉痙攣，即抽筋。游泳者會在瞬間疼痛不已，一時間失去運動功能，極容易引發溺水的危險。加之人體大量出汗時汗毛孔會大開，在突然受到冷水的刺激後，身體的對應能力下降，抵抗疾病的能力也降低，呼吸道裏的致病菌、病毒就會乘虛而入，容易引起上呼吸道感染等病症。

【特別提醒】 渾身大汗之人宜在水邊涼快一會兒，往身上潑一些水緩解一下，等身體逐漸適應水溫後，再下水游泳，以防不測。

游泳應注意眼部衛生

專家分析 夏季由於病毒容易滋生，特別要注意用眼衛生，否則「紅眼病」便會乘虛而入。醫學上稱「紅眼病」爲急性結膜炎，它有很強的傳染性。由於夏季游泳池人多，如果有急性結膜炎患者去游泳，就可能把病毒傳播給他人。由於該病病毒通過接觸傳染，所以有很強的交叉感染性。

【特別提醒】在夏季游泳旺季中要特別注意預防眼病，游泳前應先滴抗過敏、抗病毒、抗菌的眼藥水。

冬泳比夏泳好

專家分析 有較嚴重疾病的人，如藥物不能控制的高血壓病人、先天性心臟病人、風濕性心瓣膜病人、癲癇病人等，都不宜參加冬泳。即便是體質好的人要進行冬泳，也應有一個循序漸進的過程，最好從夏秋季開始，使身體逐步適應。

【特別提醒】並非所有的人都適合冬泳。

第十四章　休閒健身中的健康禁忌

在公路邊散步

專家分析　大城市人煙稠密，公園、廣場、草坪相對不足，身居市區的人們早晚散步，常選擇寬闊公路邊側的人行道，然而，他們卻忽略了在公路邊散步也有其不利健康之處。這裏正是城市污染的嚴重地帶，如果經常來這裏逗留，必然身受其害。近年來國外一些衛生學家研究發現，當汽車行駛時，可以產生一些有毒的路塵，路塵裏含有能致癌的化合物3，4—苯並芘。科研人員通過研究發現，假如在無風的條件下，路面通過一輛汽車時，可使路面空氣中苯並芘的含量達到每立方米0.04微克。當然，除了有毒的路塵會污染路面空氣外，汽車行駛時不斷排出的尾氣，也會造成路面空間污染，以一輛汽車行駛一年計算，大約可排放苯並芘200公斤左右。這些有毒的致癌物質，大多彌散在路面上兩米的空間內，而這恰好是人們的呼吸帶，如果經常吸入含有苯並芘的路塵或空氣，在經歷一些年限以後，進入體內的苯並芘積累到一定數量（例如達到80毫克）時，就會引起肺癌、胃癌或其他癌症。所以，經常在汽車往來不斷的道路旁騎車散步的人，會受到較多來自路面污染的危害。

【特別提醒】運動、健身、散步可以去空氣比較純淨的公園或草坪，以免受到路塵污染的毒害。

跑步不當

專家分析 走跑運動是全民健身中比較普及的運動形式，雖然動作簡單，但是同樣會產生運動性損傷，如果得不到充分的重視，還可能會造成較爲嚴重的身體損害，達不到健身的目的。常見損傷有：(1)肚子疼：產生肚子疼的主要原因是在正式運動前未進行準備活動，因爲心臟惰性大，不能適應運動負荷，引起呼吸肌紊亂「岔氣」。(2)肌肉酸痛：小腿肌肉酸痛屬於運動過程中的正常生理現象。(3)肌肉痙攣：俗稱腿抽筋，它是一種強直性肌肉收縮不能緩解放鬆的現象。冬季多發，天冷，未進行準備活動或小腿肌肉受到冷的刺激均會引起肌肉痙攣。(4)跟腱炎：鍛鍊場地不平或過硬，都會造成跟腱炎。扁平足，足弓過高，後群肌肌力不足也是主要的發病原因。

【特別提醒】跑步過程中應用鼻呼吸，做好保暖工作。

冬季健身時嘴張太大

專家分析 冬季參加體育鍛鍊可以預防各種疾病的發生，但專家提醒：在進行體育鍛鍊時，嘴不要張太大呼吸，而應該儘量採用鼻腔或口鼻混合式的呼吸方法。從衛生的角度來看，冬季鍛鍊用鼻呼吸要比用口呼吸好，因爲在呼吸中，鼻內的黏膜可以濾清空氣，使氣管和肺部不受塵埃、病菌的侵害；另外，寒冬氣溫低，冷空氣進入鼻孔後即可得到加溫。但如果運動比較劇烈，或者負荷量較大，單純用鼻腔呼吸可能無法滿足身體對氧氣的需要，這時就需要用嘴來協助呼吸，最好是採用鼻腔和嘴混合呼吸的方法，但切記嘴不可張得過大，即半開口，嘴唇微張，舌頭上提，讓冷空氣經舌側吸入。如果在嚴寒的冬季口張得過大，吸入的過冷空氣就會刺激咽喉和氣管，引起扁桃體炎、氣管炎、頜下淋巴結腫大，進而引發腎炎、肺氣腫等病症。

【特別提醒】冬季在鍛鍊時不要忽視了保暖，開始鍛鍊時不應立即脫掉外衣，要等身體微熱後再逐漸減衣。鍛鍊結束時，應擦乾淨身上的汗液，然後立即穿上衣服，以防著涼感冒。

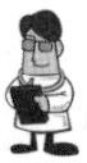

「飯後百步走」

專家分析 「飯後百步走，活到九十九」是自古以來人們奉行的養生之道，認爲這對人體消化、吸收有益，可以減少胃腸疾病的發生。其實，此話未必完全正確。因爲「飯後百步走」並不是對所有人都適合、都有益。

醫學研究認爲，有些人特別是中老年人，飯後適當靜坐或仰臥30分鐘，然後再適當活動，是有一定益處的。一般說來，很多中老年人常患有冠心病、高血壓、動脈硬化、潰瘍病、慢性胃腸炎等疾病，他們都有不同程度的動脈粥樣硬化，餐後血液多呈高凝狀態，交感神經與自主神經調節功能減退。飯後人體胃腸的血液供應增加，心腦的血液供應相對減少。此時再「百步走」，增加肌體活動，則爲滿足下肢肌肉的供血，勢必會減少供給胃腸和心腦的血液。這不僅會影響胃腸消化功能，還會增加心臟負擔，使胃腸和下肢爭血，增加心臟負荷。如果是冠心病患者，還有可能誘發心絞痛，甚至有發生心肌梗塞的危險。

【特別提醒】多數長壽者，都有飯後平臥半小時的習慣。他們認為，飯後稍坐和仰臥適當休息更符合人體生理活動規律，有益於養生和健康。

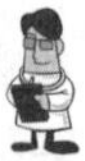

健身房中的空氣

專家分析 去健身房健身已經成爲人們運動休閒的首選。但室內環境專家提醒大家，健身房的室內污染問題應該引起重視。健身房，尤其是新建的健身房，常常會有建築污染，比如放射性氡、氨氣污染，以及裝潢和室內家具造成的甲醛、苯污染等。這些污染都會給人們的健康帶來隱患。

此外，到健身房健身的人們，自身也會造成空氣污染，其污染物主要包括以下幾種：(1)二氧化碳污染：研究證明，人的活動量不同，呼吸所產生的二氧化碳數量也不同，在激烈運動時產生的二氧化碳是靜止時的十倍左右。尤其是健身房內人群密集，含量很高的二氧化碳也容易使人產生噁心、頭痛等不適。⑵運動造成的可吸入顆粒物污染：在運動過程中，難免會有一些場地的揚塵，以及衣服、鞋襪上的塵埃等，這些微粒物可被吸入人體的呼吸系統，甚至深入肺部。它們不僅可能成爲微生物的載體，其本身還含有有毒物質或其他致病、致癌物。⑶體表排出的臭氣和微生物：室內空氣中的惡臭物質主要有氨、甲基硫醇、硫化氫、乙醛、苯乙烯等。同時細菌、病毒與空氣顆粒物也相伴存在，隨空氣塵量變化而變化。特別是在人員集中的健身房內，這些空氣微生物和懸浮顆粒物更多，也就更容易對人體造成危害。

【特別提醒】為了防止健身房室內環境污染對人體的傷害，專家提醒大家注意以下幾個方面：選擇各種設備優良的健身房，要注意減少室內環境污染；注意運動過程中的通風換氣，儘量減少污濁空氣對身體的傷害；儘量避免到新建的健身房內健身運動，以防止甲醛、苯、二氧化碳等物質的污染。

打保齡球

專家分析 一般來說，保齡球是一種適合不同年齡、不同體力狀況者參加的體育運動，它運動規則簡單，學習較容易，場地環境好，競賽不十分激烈，傷害事故也少，因此可以說是一項集休閒、遊戲和競賽爲一體的體育運動，深受人們喜愛。但從事保齡球運動也應注意掌握好運動量和運動方法，否則也會引起運動損傷，如：(1)手腕部慢性損傷：主要表現爲手指和手腕部的屈肌腱在出球用力時疼痛。(2)手指神經損傷：指投球的手拇指內側的指神經，由於反覆摩擦而引起創傷性神經瘤，表現爲麻木、疼痛，也可能出現感覺過敏或感覺減退。(3)肱骨外上髁炎等。

【特別提醒】在保齡球出球瞬間，球處於擺動的最低點，兩腿成弓步狀，身體易失去平衡而造成踝部扭傷，出現踝外側或內側疼痛、腫脹等症狀。急性扭傷可先做冷敷，以減輕腫脹，傷後24小時可用消腫止痛中藥外敷。嚴重韌帶撕裂者，必須請專科醫生診治。

「球迷綜合症」

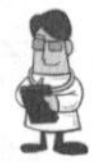

專家分析 醫學心理學家認爲，由於球賽的激烈對抗以及結果的不可預測刺激了人們的情緒，使人陷入身臨其境的境地。尤其是那些球迷，在觀看球賽時到了如癡如狂的地步。一會兒狂歡，一會兒懊惱，情緒反覆，表情多變，喜怒無常。長期處於這種緊張、激烈的情緒中，就會使人的心理活動失去平衡，導致神經機能失調，促使去甲腎上腺素、生長激素和腎上腺素分泌增加，引起呼吸加快、心跳過速、血壓升高，對身體健康產生不利影響。如果患有心腦血管疾病，還會因情緒的激烈變化而誘發病症，使病情加重，甚至導致死亡。

【特別提醒】避免造成心理上的不平衡，以及各種意外事故的發生，關鍵還是取決於人的思想及自控能力。球賽是一種健康的體育娛樂活動，做一個文明觀眾，才可能從看球中享受真正的樂趣。

常做「深呼吸」

專家分析

過去，人們總相信，常做「深呼吸」是一種有益身體健康的活動。這種習慣在人們日常生活中早已司空見慣。早上起來，人們走出室外，一邊伸懶腰，一邊做著深呼吸；春遊時，人們來到風景區，來到湖堤郊外，一邊欣賞美景，一邊做著深呼吸；在江河湖泊、游泳池裏，人們在進行潛水運動和蛙泳時，也要進行大量的深呼吸。專家們認爲，這些深呼吸都對健康不利。我們知道，人在呼吸時，吸進的是氧氣，呼出的是二氧化碳。人只有吸進足夠的氧氣並順利地呼出二氧化碳，才能保持身體各個器官的正常活動，才能有充沛的精力和足夠的力量從事各種工作、學習和娛樂。氧氣和二氧化碳都是人體必不可少的，人體血液中不僅要有2%的氧，也必須有6.5%的二氧化碳。人是靠肺內的小氣囊來吸入氧氣的，在小氣囊內空氣中的氣體被人體調節到合適的濃度時，氧氣才能與血紅細胞相結合。深呼吸雖然可使人吸氧量增加，但又會導致二氧化碳經肺排出過多。在人體利用氧氣的過程中，二氧化碳起著重要的作用。因爲二氧化碳可促使血紅細胞把結合了的氧氣釋放給組織細胞。如果體內二氧化碳不足，組織細胞和器官所獲得的氧氣就會減少。所以，深呼吸不僅不會讓身體組織細胞得到更多的氧，反而減少了氧對組織器官的供應，這也包括對大腦的氧供應。

【特別提醒】二氧化碳是體內最重要的酸鹼平衡調節器，如果體內缺乏二氧化碳，就會導致酸鹼度增高，進而損害了免疫功能。

長時間穿著運動鞋

專家分析 有的人很喜歡運動，對運動鞋情有獨鍾，走到哪穿到哪。有的人甚至一整天都穿在腳上，只有晚上上床時才捨得脫下來。其實，運動鞋穿著也應有一定的時間性，長時間穿著是很不適當的。

穿運動鞋時間長了，腳部便會比穿其他鞋出更多的汗水。尤其是在夏天，腳更容易出汗，鞋內汗水和濕熱刺激腳部皮膚，會讓腳發紅、脫皮，甚至患腳癬病。此外，由於鞋內濕度和溫度提高，使腳底韌帶變鬆拉長，腳面變寬，久而久之發展下去就容易變爲扁平足。另外，運動鞋多平底無跟，沒有坡度，身體負荷在腳部分配不均，使人體的內臟、肌肉、韌帶、骨與脊柱處於不正常位置，這對正處在發育旺盛時期的青少年，害處尤爲明顯。

【特別提醒】為了你的身體健康，運動鞋還是儘量不要穿一整天，要試著與其他種類的鞋換穿。比如有2釐米左右後跟的皮鞋或布鞋，能充分保證人體重心平均分布在後

腳掌，使支撐運動器官、韌帶、肌肉、骨與脊柱保持正常的位置與工作狀態。

久坐不動

專家分析 生命在於運動，坐著工作雖然感覺舒服了，對健康卻未必是好事。久坐不動對人體健康的危害表現如下——

1．影響心臟機能：久坐不動，血液循環減緩，胸腔血液不足，導致人的心肺功能進一步降低，會加重心臟病和肺系統疾病，如肺氣腫、感染等遷延不癒。

2．肌肉萎縮：中醫早就認識到「久坐傷肉」。久坐不動，氣血不暢，缺少運動會使肌肉鬆弛，彈性降低，出現下肢浮腫，倦怠乏力，重則會使肌肉僵硬，感到疼痛麻木，引發肌肉萎縮。

3．損筋傷骨：久坐不動會引發全身肌肉酸痛、脖子僵硬和頭痛、頭暈，加重人的腰椎疾病和頸椎疾病。久坐還會使骨盆和骨骼關節長時間負重，影響腹部和下肢血液循環，引發下肢靜脈曲張等症。

4．婦科疾病：女性還會因盆腔靜脈回流受阻，瘀血過多而導致盆腔炎、附件炎（即輸卵管和卵巢的炎症）等婦科疾病。

5．痔瘡便秘：久坐使直腸肛管靜脈回流受阻，易使血液瘀積，靜脈擴張而發生痔瘡。久坐不動還會使胃腸蠕動緩慢，消化功能降低，尤其是天氣乾燥時，如果久坐的話，就更容易誘發消化不良或便秘。

【特別提醒】凡工作需要久坐的人，不但要注意保持正確的坐姿，而且一次最好不要連續超過1小時，工作中每2小時中間最少應進行10分鐘的工作操，或伸伸懶腰，或自由走動走動，以舒展四肢，緩解疲勞。

家務勞動代替運動鍛鍊

專家分析 家務勞動比較瑣碎、累人，能消耗熱能，可代替運動鍛鍊，這種認識是錯誤的。運動鍛鍊只有在一定的時間內達到一定的強度，對身體才會有益。事實上，家務勞動無法代替規定時間內一定強度的體育鍛鍊。

研究資料表明，在老年婦女中，雖然她們每天做許多家務，但這對改善她們健康所起的作用卻微乎其微。每週做重家務活8小時以上的婦女，比那些從不做家務勞動的人體重更容易超重。經常做家務勞動的婦女，心率不見得降低，相反，每週堅持散步或做其他體育鍛鍊超過3小時的婦女，心率倒比較低。所以，不能過高估計家務勞動對健康帶來的好處。做家務活通常是慢慢騰騰的，沒有消耗足夠的熱量，而且身體活動的局限性也大，多是用手和腿腳，而脖頸、腰胸、背等需要運動的部位則得不到適量的運動。因此，家務勞動只是局部的運動，不夠均衡，因此代替不了運動鍛鍊。

【特別提醒】為了身體的健康，不論家務勞動多忙、多累，你也要抽出一定的時間做些運動鍛鍊。

運動器材老少都適宜

專家分析 專家提醒，公共健身器材對安全要求很高。社區裏的健身器材原則上主要是給中老年人配備的，除了雙人兒童壓板、雙人兒童秋千等個別項目專門爲兒童設置外，其他器材兒童都應慎用。如目前社區最普及的單人漫步機，按照其兩腳間規格，明顯是讓成年人使用的。

16歲以下的青少年正處於身體發育的高峰期，骨骼、肌肉的彈性和可塑性較大，如果此時期內用健身器材進行超負荷鍛鍊，不但起不到健身的效果，反而會限制骨骼和肌肉的生長發育，嚴重的會導致骨骼變形、肌肉損傷等後果。

【特別提醒】醫學專家特此建議，16歲以下的青少年應選擇戶外有氧運動，如跑步、游泳、跳操等，這些項目最適合廣大中小學生。倘若對器材健身特感興趣，可到正規的醫院進行等速測試訓練系統的測試，掌握自己所承重的限度，然後再據此進行器材健身運動，以免損傷身體。

女性會練得像男性一樣肌肉發達

專家分析 大多數女性朋友一提到健身器材，馬上就會擔心是否會練得像男性一樣肌肉發達。其實她們大可不必擔心。

1．女性本身體內雄性激素較少，雌性激素較多，因而肌肉合成能力較差，脂肪合成能力較強。

2．即使是利用運動器材進行肌肉負荷訓練，由於訓練方式不同，會產生不同的結果。要想長肌肉也不容易，需要用特殊的訓練方法，並經過一個漫長的過程，不是一朝一夕能達到的。小重量、多次數的器材訓練，不但容易長肌肉，還會削減多餘的脂肪。

【特別提醒】運動器材訓練不一定就會長肌肉，影響身材。相反，合理的器材訓練會使體型更美妙。

女性月經期前後不宜游泳

專家分析 月經期間游泳，病菌容易進入子宮、輸卵管等處，引起感染，導致月經失調、經量過多、經期延長等病症。

【特別提醒】最好在經期到來前三天和經期過後三天再游泳。即使沒有婦科炎症，也沒有處於經期的女性，游泳時也要加強自我防護，注意衛生。

上了歲數才開始鍛鍊

專家分析 只要留心一下早晨的公園、草坪和馬路旁，你就會發現參加晨練大多是中老年人，而青少年人甚少。現在的青少年人如不及時鍛鍊，會導致不良的後果。近年來糖尿病、高血壓、高血脂、冠心病和骨質增生等老年病已呈年輕化趨勢，中年人脂肪肝患病率更是高得驚人，這些與他們少運動、吃得過多、喝酒過多有關。如此下去，後果不堪設想。

【特別提醒】身體鍛鍊應儘早開始，用循序漸進的運動方式，達到增強體質，促進健康的效果。

第十五章　服飾穿戴中的健康禁忌

留鬍子扮酷

專家分析 有許多的男人喜歡留鬍子，覺得這樣很酷，很有男人味兒。其實留鬍子很不衛生，鬍子具有吸附有害物質的性能，當人吸氣時，被吸附在鬍子上的有害物質就有可能被吸入呼吸道內。據對留有鬍子的人吸入的空氣成分進行定量分析，研究者發現吸進的空氣中，含有幾十種有害物質，其中包括酚、甲苯、丙酮等多種致癌物，留有鬍子的人吸入的空氣污染指數，是普通空氣的4.2倍。如果下巴有鬍子，又留八字鬍，其污染指數可高達7.2倍，再加上抽菸因素，污染指數將高達普通空氣的50倍。

【特別提醒】 蓄起鬍鬚雖有形，健康呼吸卻受阻。**正確的方法便是趕緊拿起刮鬍刀，定時地刮掉鬍鬚，保持嘴唇和下巴的清潔。**

為求美麗留指甲

專家分析 時下，很多女士認爲留長指甲使自己顯得嫵媚、性感。不得不承認，經過一番修飾的指甲確實相當漂亮，不過別忘了健康諺語「指甲常剪，疾病不染」。有科學研究表明，人雙手上的寄生蟲卵、病菌約有90%藏在指甲縫裏。經化驗，1克指甲泥垢中竟有幾十億個病菌，其中痢疾桿菌、傷寒桿菌、大腸桿菌、肝炎病毒等可引起人們患病的細菌、病毒就達30餘種，這還不算眾多的寄生蟲卵在內。可見指甲縫就是細菌、病毒、微生物的大本營，是藏汙納垢的場所。指甲過長，就會有大量的病菌和寄生蟲卵藏匿到指甲縫裏，即使花時間清洗消毒，也會有達不到的地方。所以用手拿東西吃的時候，病菌和寄生蟲卵就會附著在食物上，隨食物一起進入人體內。另外，皮膚感到癢時，人們會用手指抓癢。如果指甲較長，修整不齊，很容易刮破皮膚，藏匿在指甲縫裏的細菌就會乘機進入傷口，引起感染、化膿，嚴重時還會引起危及生命的敗血症。

【特別提醒】為了身體健康，我們要常修剪指甲，保持指甲適當的長度，使指甲縫儘量小，儘量減小寄生蟲卵和病菌藏匿的空間。

愛美常穿高跟鞋

專家分析 高跟鞋在張揚女性魅力方面功不可沒，然而由此帶來的足部痛楚也許只有鞋的主人才深知個中滋味。高跟鞋看起來時髦、漂亮，但它不符合人體的運動生物力學特徵。它升高了人體的身體重心，使人體在站立和走動時都容易形成重心超出鞋底面積而跌倒。

鞋跟的高度應符合一定的生理要求。成年人鞋跟一般以2～3釐米爲宜。適當的鞋跟使腳跟微微抬起，全身分布在腳上的重量就會均衡，從而使骨骼、脊椎保持正常的生理狀態，還會使肌肉、韌帶能夠正常工作。但若鞋跟過高，就會使小腿部肌肉、韌帶處於緊張收縮狀態，膝關節僵硬，容易扭傷腳踝。年輕女性長期穿高跟鞋，將會影響受孕、分娩。而且到中老年時，還容易引起頑固性腰腿疼痛。

【特別提醒】醫學專家提醒愛美的女孩們，一旦穿上不合適的鞋子，會引起足趾畸形和足部發炎等等的病症。穿高跟鞋尤其要注意走路平衡，不宜進行爬山、跑步等劇烈的運動。

單肩挎包

專家分析　現代女士出門，總會隨手帶個小包。但經常背單肩挎包的女士可要小心「挎包病」。單肩挎包時，爲防包下滑，人們通常會不自覺地抬高肩膀以穩住挎包帶。這種姿勢會使背包這側的肩背部長期處於收縮狀態，造成肌肉緊張從而引起肩背酸痛。同時，單肩挎包還會使脖子強直，引起頸部肌肉的痙攣，久而久之，就會導致兩肩高低不對稱。

【特別提醒】挎包時應兩肩交替，挎包也不宜過重。一旦出現肌肉痙攣、頸項強直、頸肩疼痛等不適症狀，可進行局部熱敷、按摩，消除這些不適的症狀。

穿耳洞——害人的時髦

專家分析 近年來，一些地方的青少年「穿耳洞之風氣」愈演愈烈，不僅穿耳洞，甚至發展到穿鼻洞、穿唇洞、穿舌洞及穿乳環等，眞可謂怪異至極！英格蘭有位12歲的兒童進行肚臍穿洞後傷口發炎，又不敢告訴家長，結果患上敗血症差點喪命。蘇格蘭一名19歲少女穿舌洞後數小時流血不止，幸好搶救及時，否則定會流血致死。據國外一項調查發現，在穿刺導致的併發症中，穿臍洞的占40％，穿耳洞的占35％，因穿鼻洞、穿乳環引發意外的也不在少數。穿刺最易引起的一種常見病症是「鎳過敏症」。因爲金屬飾品中大多含有鎳（包括純金首飾中也常混有微量的鎳），而鎳易致人過敏。過敏者輕時會出現局部肌膚濕疹，嚴重時可有全身反應。

【特別提醒】為防患於未然，少男少女們應當先認清穿耳洞對身體的危害，保護肌膚健康。

指甲彩繪

專家分析 給指甲穿上一層華麗的外衣，早已不是什麼新鮮事了，女明星們在螢光幕上爭奇鬥豔，指上風情則是必殺技之一。這種在指甲上大做文章的藝術本身並無不妥，但要注意下列幾點——

指甲彩繪過程中所用的去光水，大都是有機溶劑，在除色之餘，往往也同時溶解掉指甲板上的脂質，經常使用可能會傷害指甲本身及周圍皮膚，造成指甲角質缺水、乾燥，進而變得脆弱易斷。此外，黏附在原指甲上的裝飾或貼片，常常會造成指甲缺氧或皮膚過敏。某些刺激成分還會造成周圍皮膚出現發癢，甚至脫皮、乾裂等症狀，在使用上應慎選材料並小心使用。

也有一些女性指甲比較小，搽指甲油不好看，而做指甲彩繪也無法滿足自己，她們就選擇水晶指甲這種方式，就是利用琺瑯粉加上有機液體凝固後，附著於原指甲上，形成持久性較佳的指甲。但因其與指縫皮膚接觸較緊密，往往容易引起皮膚過敏，且覆蓋在原指甲板上的膜片，也可能由於接觸時間久，使甲板受到更多傷害，加上卸甲時多須使用較強力的去光水，建議女性切勿經常使用。

【特別提醒】指甲美麗也要兼顧健康！在指甲上顏料前，最好先塗抹護手霜與護甲霜靜待約1小時後，再進行操作，以求將傷害降至最低。

尖頭鞋

專家分析 尖頭鞋有延伸腿部比例的視覺作用，使腿部看起來顯得修長一些，但骨科醫生指出，經常穿尖頭鞋容易引起腳趾畸形和甲溝炎。

一方面，尖頭鞋裏狹小的空間讓五個腳趾難以容身，長此以往就會造成腳趾互相擠壓，甚至引起腳趾變形、重疊等，最後導致腳趾關節攣縮和壓迫局部皮膚，形成錘狀腳趾；腳趾變形重疊如果得不到控制，會使腳趾移位，第二腳趾騎在大拇腳趾上，形成腳趾畸形。

另一方面，由於尖頭鞋的頭部過於尖銳，前半段的存在基本上只是作爲裝飾，腳部無法伸到鞋頭部分，所以穿著不是很舒適。如果腳趾長期受到壓迫，趾甲板的側緣就會被壓彎，容易進入附近的軟組織內，引起感染，形成甲溝炎。

【特別提醒】穿尖頭鞋要看腳型，腳部太寬太厚的人不適合穿著。腳略大的女性穿上尖頭鞋，腳部會顯得更加大，效果適得其反。扁平足患者不宜穿尖頭鞋，否則會增加新的足病，可以引起拇趾外翻、足趾畸形等病。穿方頭鞋是預防拇趾外翻的重要措施。

口紅

專家分析 口紅能夠美容，但是常塗口紅對身體健康卻不宜。這是因爲，口紅中的羊毛脂會吸附空氣中微量的鉛和大腸桿菌。據國外報導，口紅具有光毒性，專家們用兩支20 w的螢光燈照射混有大腸桿菌的口紅，約有20％的菌種會發生突變，因爲染料分子吸收400～700毫微米可見光的能量，會使生物中的核糖核酸遭到破壞。專家們發現，常塗口紅者，有30％會出現嘴唇乾裂、腫脹等過敏症狀，還有人會引起中毒，甚至會產生癌變。口紅應以少塗爲佳，尤其是兒童更應避免使用。此外，口紅中的有害物質隨著進食、飲水進入人體，也會給人們的健康帶來極大的危害。

【特別提醒】使用口紅者在進食和睡前應將口紅洗淨，而且不應在室外使用口紅，以免被細菌、塵埃污染。塗抹口紅後，一旦有輕微發癢或異常感覺時，應立即停止使用，以免引起口紅過敏。

染髮劑

專家分析 早期染髮的人群主要是中老年人，目的是將斑白的頭髮「變」黑。現今染髮的主要人群已經轉換爲年輕人。染髮劑的致癌作用和人體損傷程度取決於接觸染髮劑的次數、染髮間隔時間的長短、染髮劑含量的高低、頭皮是否有傷口，特別是染髮者自身免疫功能的強弱等多種因素。

值得提出的是，如果使用難以脫色的永久性染髮劑或半永久性染髮劑，染髮者患血癌和淋巴癌的可能性會比常人高出許多。專家指出，有的染髮劑是潛在的致癌物，長期使用容易積存於染髮者的體內，可使體內細胞增生且使突變性增強。經常使用染髮劑可以使女性乳腺癌、子宮頸癌、皮膚癌、腎臟癌、膀胱癌的發病率增高，甚至還會影響到胎兒，使他們的大腦發育不良。

另外，有很多人染髮會發生過敏，這主要是因爲染髮劑中含有的一些化學物質和頭髮中的蛋白質形成完全抗原，引發過敏性皮炎。輕者出現頭皮腫痛、頭皮癢，嚴重者整個頭面部都會發生腫脹，並起水泡，流黃水，甚至化膿感染。

【特別提醒】任何染髮都會對頭髮、頭皮產生不同的損害。為了美，我們所要做的，便是盡可能選擇那些損害程度小的優質品牌染髮劑。另外，如果一定要染髮，染髮次數不宜頻繁，皮膚或雙手沾上染髮劑一定要洗乾淨。如果染過的頭髮易乾燥分叉，選用滋潤且蛋白質豐富的洗髮精和護髮乳就極為重要。

紋身貼紙

專家分析 盛夏時節，紋身貼紙已成爲街頭一道獨特的風景。但醫學專家們認爲，此類紋身貼紙使用不當，極易引起皮膚病變，危害健康！所謂紋身貼紙，就是一種貼在身上的彩色貼紙。這些美麗的紋身貼紙所用的顏料成分複雜，有的染料在熾熱陽光的作用下，容易導致「過敏性皮炎」和日光曬傷，有些染料含有毒性，如朱砂（汞），而黃色染料中多含鎘。這些色素染料對皮膚的接觸刺激，會衍生出毒性和一系列的過敏反應，出現諸如斑點、紅腫、皮膚癢甚至糜爛等症狀。此外，紋身貼紙能像聚光鏡一樣吸收紫外線，貼紙圖案的色彩越鮮豔，越濃墨重彩，就越是會令局部皮膚吸收更多的紫外線輻射，灼傷也更厲害。有些劣質貼紙中還含有有毒的重金屬成分，對人體的腎、肝功能還會造成相當程度的傷害。

【特別提醒】追求美麗不是錯，但健康更重要。對於目前風靡青少年的紋身貼紙，那些體質過敏者要謹慎行事，即使是無過敏體質的人，也不要過於追求美麗、追求「酷」而損害了自己的健康。

手機掛在胸前

專家分析 現在的手機造型精美別緻，很多人喜歡把手機掛在胸前，尤以女性居多，覺得美觀又方便。其實，這樣對身體健康是很有害的。日常生活中，我們大都有過這樣的體驗，放在電視或電腦旁邊的手機接到電話時，電視會發出雜訊，而電腦螢光幕也會不停抖動。尤其在手機接收電話，響第一聲鈴時，產生的輻射最大。心臟存在生物電現象，而手機輻射也是一種電子傳遞。將手機直接掛在胸前，貼近心臟，它們之間就很可能會相互影響。尤其是對於那些戴心臟起搏器的人，電磁輻射還會干擾起搏器的工作。心臟功能不好、心律不整的人，也最好不要把手機掛在胸前。手機掛在胸前，不僅會影響心臟健康，還會對內分泌系統造成不良的影響。人體是帶有靜電的，手機輻射與之相互作用，就有可能會導致女性月經失調。

【特別提醒】還是別將手機掛在胸前為好，可以將手機放在皮革製的手提包裹，一樣方便攜帶，而且易於保管。

變色眼鏡

專家分析 每到夏季，街上各式各樣的變色眼鏡琳琅滿目，有人爲了保護眼睛，有人爲了增加風度，都戴著變色眼鏡。但是，長時間戴變色眼鏡對眼睛卻並沒有好處。變色眼鏡會變色，是因爲此類眼鏡的鏡片中含有變色物質鹵化銀，這種物質會隨光線的強弱而發生顏色變化。日光中包括紫外線、紅外線和可見光，戴上變色鏡後，因可見光減弱，瞳孔會長時間處於擴大狀態，結果使進入眼睛內的紫外線量大量增加，引起角膜水腫，使眼睛失去原來的光澤和彈性，甚至導致視力下降；而且紫外線的長時間作用，還可導致晶體硬化和鈣化，誘發白內障。中老年人更不宜戴變色眼鏡，因爲中老年人視力調節能力已經逐步衰退，用眼更要求光線充足。而明亮的光線會使變色鏡顏色加深，瞳孔也隨之擴大，可能導致眼球前房角狹窄，房水引流不暢，從而誘發青光眼。

【特別提醒】變色眼鏡雖時尚但有害健康。

長時間佩帶首飾

專家分析 珠寶首飾雖然美麗，卻不能片刻不離地佩帶，否則就可能會損害到身體的健康。比如，有的人習慣將戒指常年戴在手指上，使得戴戒指的手指皮膚、肌肉、骨頭都凹陷成環狀畸形，嚴重影響血液循環。久而久之，手指就會變得麻木、酸腫、疼痛，嚴重者甚至會出現局部壞死。因此戴戒指不宜過緊，也不宜長久不摘下來，應該經常摘下戒指，活動活動手指。還有些人習慣睡覺時也不摘下耳環，這樣很容易被耳環上的金屬鉤環或是硬物刺傷臉頰。而且，長時間佩帶首飾，其附近的皮膚也難以清洗。尤其是到了夏季，人體大量出汗，如果不注重清潔衛生，一些病菌和微生物就會乘機滋生繁衍，從而影響到身體健康。

【特別提醒】我們應該避免長時間佩帶首飾，每天入睡前最好取下首飾再就寢。

打過多的耳洞

專家分析 爲了追求時尚，很多年輕人都開始打耳洞戴飾物。一些人不僅在耳垂上佩帶耳環，還在耳朵上部（耳廓外緣軟骨部位）也打上耳洞，戴上耳環。從健康角度來看，這樣是有害的。醫學專家告誡說，耳朵是人體的特殊器官，過多地打耳洞不僅細菌病毒易入侵，且極有可能造成軟骨炎，產生難以治癒的感染，並造成永久性耳朵變形萎縮。穿耳洞肯定會有傷口，一旦發生感染，醫生會用抗生素來治療。但外耳主要由軟骨構成，在整個頭部器官中，外耳血液循環量最少，所以用抗生素治療是難以見效的。而耳上部的軟組織血液循環又比耳垂還差很多，所以在此處穿洞後受感染的機率，也比在耳垂上穿洞大得多。耳部感染一旦擴大，就會發展成化膿性軟骨膜炎，甚至導致耳廓壞死，那就必須進行外科手術予以切除了。

【特別提醒】耳洞還是儘量不打的好，尤其是耳朵上部更是如此。如果非要在耳朵上部穿洞，那麼必須要注意保持穿孔部位的衛生，在傷口未痊癒之前，每天都要塗抹消炎藥物，以減少感染的機率。

牛仔褲

專家分析 牛仔褲穿著隨意舒適，一直都很受年輕人青睞。現在爲了使穿著者身材更顯完美，許多牛仔褲都設計成緊身褲。這樣雖然看起來漂亮，但長期穿著卻對健康相當不利。女性常穿這種牛仔褲，會使陰部分泌物增多。尤其夏季天氣炎熱，更易使陰部的細菌大量繁殖，導致尿頻、尿急、尿痛等病症；而男性長期穿過緊的牛仔褲，就會使陰囊受束，失去收縮功能，影響精子的正常發育，嚴重時甚至有可能會導致不育。

【特別提醒】為了自己的健康，應儘量少穿牛仔褲，尤其是不要穿過緊的牛仔褲。

太陽眼鏡

專家分析 經常戴太陽眼鏡的人，偶爾會出現視力模糊、頭痛、眼花等症狀，醫生稱之爲「太陽眼鏡綜合症」，主要是指長期戴太陽眼鏡，因而造成視力下降，視物模糊，嚴重時會產生頭痛、頭暈、眼花和不能久視等症狀。這種病症會體現出多種不適應的感覺，比如早期在眼睛靠近鼻子的周圍部位，會有明顯的麻木感和刺痛感，呼吸時症狀更加明顯，很像感冒；還有的人感到像有小蟲子在臉上爬行，上頷牙齦麻木，上門齒感覺不適，局部血液循環不暢，甚至會引起皮膚炎症、眼睛酸脹、視力減退等。這些不適感大多在戴太陽眼鏡的2～3週後出現。

【特別提醒】要預防太陽眼鏡綜合症的出現，一方面要選擇雙瞳孔的距離與個人臉型相符的框架眼鏡；另一方面盡可能不戴大型太陽眼鏡，必須戴時也要縮短戴鏡的時間，摘鏡後用手指沿眼眶、鼻部兩側按摩10～20次。一旦出現太陽鏡綜合症時，應立刻停止戴太陽眼鏡。

寒冬穿裙

專家分析 寒冷冬季，不少人都在忙著增添衣服，一些愛美女性卻仍然身著短裙，裏面一件水晶長統襪，儼然一副夏天的打扮。這副美麗「凍」人的時髦打扮，卻會給她們的健康帶來隱患，因爲冬天穿裙子容易導致關節疾病。冬季的氣溫大多在10℃以下，暴露雙腿，使其遭受寒冷空氣侵襲，會引發多種症狀，既有外科問題，又有內科問題。據醫學專家介紹，在冬天寒冷潮濕的天氣裏穿著裙裝，暴露在裙裝外面的雙腿，會受到寒氣的侵襲，出現發涼、麻木、酸痛等症狀。尤其是那些皮下脂肪偏少的女性朋友，更容易被寒冷空氣凍壞，引發關節炎等疾病。女性下肢長期遭受寒冷空氣侵襲，還容易引發一些婦科疾病。此外，愛穿裙裝的女性朋友受寒冷空氣刺激後，容易引起下肢血管收縮，造成表皮血流不暢。此時，脂肪細胞也會發生病變，大腿部位的皮下脂肪組織容易出現杏核大小的硬塊，有時單個出現，有時多個出現。硬塊的表皮呈紫紅色，手感較硬，有痛癢感，嚴重時還出現皮膚潰爛等症狀，這就是醫學上所說的寒冷性脂肪組織炎。

【特別提醒】為了健康，也為了能長久地美麗，愛美女性要學會讓「保暖」與「窈窕」兼得。

露臍裝和低腰褲

專家分析 許多年輕人跟隨時尚潮流，喜歡穿露臍裝和低腰褲。其實長期穿著這樣的衣服，會使腰部受涼、受寒，使腎氣受損，人會有怕冷、無力的感覺，容易出現倦怠、少食、大便稀薄等症狀。臍部受寒還容易導致胃腸消化功能紊亂，誘發腹瀉、月經失調等，還會增加女性患膀胱炎的可能性。

【特別提醒】年輕女性應慎穿露臍裝和低腰褲。

長靴加短裙

專家分析 在春、秋、冬季節裏，在大街上總能看到時尚的穿著：長靴加短裙，這是時尚女性最流行的裝扮。但是據一些醫院反映，穿著短裙、長靴引發的膝蓋關節炎、寒冷性脂肪組織炎，以及結節性紅斑等病人越來越多。只要有寒流過後，就有許多因爲穿短裙而導致腿部輕度凍傷、關節紅腫的女性患者前來就診。

因爲長靴、短裙而引起的愛美時尚病除了關節炎、組織炎外，還有扭傷、骨折等。據了解，因爲穿高統靴而摔倒，導致腳踝扭傷、骨折的年輕人也不少。

【特別提醒】因為靴子一般又長又高，如果皮質不好或皮質較硬的話，稍不留神，絆倒以後很容易出現踝關節扭傷，嚴重的話，還可能會發生骨折。年輕人可能因體質好，暫時不會表現出來，但等到30歲後，身體發生退行性改變，腳傷將會復發，甚至還會長出骨刺。

局部脫毛

專家分析 近幾年來，吊帶裝、露背裝，以及超短裙在年輕女性中特別流行。由於時裝的暴露而促使了脫毛族的形成，脫毛已成了許多愛美一族的一項時尚。脫毛的部位一般有腋下、大腿、小腿、手背、胳膊以及唇上部等。有許多人隨意買一些脫毛膏或脫毛器，在家裏自己隨時清理；還有一些人經常往返於美容院。

需要特別指出的是，由於人的腋窩位置比較特殊，這個部位在夏天裏又濕又熱，是滋生細菌的溫床，拔腋毛不僅容易受傷，而且如果不及時消毒或不注意衛生，就很容易造成腋窩部位的細菌感染，不僅局部疼痛難受，還容易誘發淋巴結腫大等症狀。

【特別提醒】醫生專家們皆不提倡用剪刀剪或是用刀片刮拔腋毛。

寬跟的高跟鞋

專家分析 你可能早就知道穿又窄又尖的高跟鞋對膝蓋有害，會引起骨關節炎和腳疾。但是，別以爲鞋跟寬了就沒問題。實際情況是：尖跟和寬跟的高跟鞋給你帶來的健康損害並沒有什麼區別，有時候甚至穿寬跟高跟鞋更不健康。高跟鞋對膝蓋的危害是指走路時增加了膝蓋平常所承受的壓力，叫做「膝蓋轉動力矩」。膝蓋所受的轉動力矩越大，膝蓋周圍的軟骨組織就越容易損壞，日後就會發展成關節炎。經過長期醫學觀察發現，穿寬跟高跟鞋時膝關節轉動力矩增加的幅度，比穿窄跟高跟鞋竟然還要高。另外，因爲寬跟高跟鞋給人一種更穩的感覺，站立時也更舒服，很多人每天都穿著。雙腳的感覺倒是好了許多，卻讓膝蓋遭受更長時間、更大幅度的磨損。骨關節炎是緩慢形成的，當你發現身體大不如從前的時候，它才跑出來發難添亂。

曾有研究資料表明，成年人的腳病起因主要有以下幾個因素：5％是由於過度運動，11％來自走路不平衡，18％是因爲上了年紀，2％原因不明，而64％則是因爲穿鞋不當，可見大部分足病是由鞋子引起的。

【特別提醒】鞋是否合腳已成為美國公共健康專家們關注的對象。在美國，每6人中便有一人的腳有問題，而36％的患者認為，雙腳的毛病已嚴重到要看醫生的地步。

第十六章　時尚帶來的健康禁忌

寵物

專家分析 有些人喜歡養貓、養狗、養鳥，有的人甚至將寵物作爲自己生命的一部分，整天和牠在一起，跟牠同吃同睡，甚至有時候抱住牠親個不停。其實，這種做法會對人體的健康造成不可忽視的傷害。

寵物身上的傳染病菌多得嚇人，像貓、狗、鳥等動物身上極容易寄生跳蚤、蝨子、蟎等害蟲。這些動物整天到處亂跑，還會沾染上各種病毒、細菌和寄生蟲卵。如果人感染了這些病原微生物，就會生病。尤其是貓身上常常帶有一種叫做弓形蟲的寄生蟲，如果孕婦感染上了這種寄生蟲，就會導致體內胎兒的大腦發育受損。

動物每天都要排出很多糞便，這些糞便不但臭氣熏天，還含有大量病毒和病菌。例如，鴿子的糞便中就含有一種叫隱球菌的致病微生物，可隨塵土在人呼吸時進入人體內，也可污染食物。人如果吸入或吃進了這種致病微生物，就會出現發熱、頭痛、咳嗽、胸痛等症狀。

此外，小狗的腸道寄生蟲也會傳染給人，牠會讓人出現皮疹、發熱、咳嗽等症狀，兒童則會出現體重減輕、胸壁嗜酸性肉芽腫等，部分病人還會發生肝脾腫大、肺部感染、癲癇和行爲障礙等。

【特別提醒】寵物能傳染多種疾病，因此，養寵物必須嚴格管理，注意衛生。對狗、貓等動物要定期進行預防接種和消毒殺菌，並訓練其在固定地點大小便，不要帶貓、狗上床睡覺。一旦發生寵物病要及時就醫。尤其需要注意的是，體弱多病者和孕婦都不宜飼養寵物。

發簡訊太多

專家分析 隨著手機的普及，手機簡訊也在以超出人們想像的速度增長。從最初的祝福、問候等簡單的語言，到談戀愛、聯繫工作、等人及開無聊會時解悶等，簡訊已經滲透進了人們生活的各個角落，有些人甚至發簡訊上了癮，無論有事沒事，只要逮著空就掏出手機「寫」點話發出去。一個新的名詞也就隨著簡訊的普及而出現——「拇指一族」，這是專門形容那些總是在手機上按來按去發簡訊的人。但是，長時間專注在小小手機上面，頻繁按鍵輸入資訊，會影響健康。長時間持續發簡訊會引發手臂、眼睛疾病，有些人連續較長時間發簡訊可能會感到手臂麻木、僵硬，甚至酸痛。頻繁收發簡訊同樣會影響視力，特別是對還處在發育期的青少年，緊盯著一個小小的螢幕，對視力的傷害可能不亞於在光線不好的地方看書，或長時間盯著電腦、電視。

【特別提醒】如果一定要收發簡訊，最好看一會兒螢幕就休息一下眼睛，每天收發簡訊應在15分鐘以內。

生日蛋糕點蠟燭

專家分析 過生日，吃蛋糕、點生日蠟燭已成了一種時尚，但有專家研究發現，點蠟燭，特別是點帶香味的和慢燃的蠟燭可能引發鉛中毒。因爲這類蠟燭芯是鉛做的或是含鉛的，如果被人體吸收後，會危害人的神經系統、心臟和呼吸系統等，從而導致鉛中毒。鉛的危害性很大，它是一種高度有毒物質，它最大的危害是影響孩子的智力發育，使兒童學習上有困難，行爲上有問題，智力遲鈍及發育緩慢。鉛中毒最大的特點是非特異性，混在一般性症狀中，不易引起人們的重視，而且表現出的症狀、中毒的深淺也是因人而異的。人體吸入或食入的鉛最終會在骨骼、毛髮、牙齒等處沉積，引起乏力、頭痛、睡眠障礙、腹痛、體重下降等。

【特別提醒】如果孕婦在懷孕期間鉛中毒，會造成流產、死胎或出生後胎兒畸形等。因此，人們在享受浪漫的同時，千萬不要忘了自身的健康。

青春痘用手擠壓

專家分析 青春痘即醫學上稱的粉刺、痤瘡。一般男女青年在青春期經常發生。有些青年前胸和後背上均可以發現青春痘的痕跡，這是由於前胸和後背以及面部都是皮脂腺比較多的部位，當皮脂分泌旺盛、髒東西堵塞了毛囊出口，且又有痤瘡丙酸桿菌大量繁殖時，就會出現青春痘。

雖然皮膚科醫生會幫你擠出開放性及封閉性的粉刺，但會很鄭重地警告你不要自行擠出這些病灶，這一點非常重要。因爲毛囊壁的壁細胞可以防止毛囊的物質流到皮膚內而造成發炎，如果你自己用不恰當的方法，比如說用擠壓的方式來取出這些病灶，被擠壓後皮膚便可出現小孔，這就給細菌的入侵和繁殖創造了條件，這些天然的屏障就會被破壞，因而引起更嚴重的發炎，留下更多的疤痕。同時，人的手上帶有許多細菌，容易引起感染化膿，嚴重的甚至會造成敗血症。因此青春痘忌用手擠壓。

【特別提醒】要想防止青春痘，飲食宜清淡，甜膩、油炸及刺激性食物如酒、辣椒、蔥、蒜等不宜多吃，應當多吃含纖維素豐富的食物。多喝水，保持大便通暢。日常生活中要勤洗臉，這樣就可以減少毛孔被灰塵堵塞的情況，從而預防青春痘的發生。

電腦

專家分析 我們知道，公用電腦如網咖的電腦的鍵盤和滑鼠使用者較多，加之長期不清洗消毒，表面常常沾染上電腦用戶所帶來的汗漬、油污，從而滋生細菌。如金黃色葡萄球菌可引起皮膚感染性疾病（膿皰疹），大腸埃希氏菌污染雙手可通過進餐引起腹瀉等消化道疾病，眞菌的存在可傳播手癬等疾病。據美國亞利桑那大學一項研究顯示，電腦鍵盤、滑鼠上的細菌數量甚至超過了洗手間的馬桶，這些設備上的細菌可能是洗手間馬桶上細菌的400倍。

【特別提醒】使用電腦前後一定要洗手；操作電腦中途不要吃東西；電腦操作中要儘量避免手與眼、耳、鼻、口的接觸；最好不要使用患有傳染性疾病者的電腦，以免傳染疾病。公共電腦管理者應定期清洗鍵盤和滑鼠，保持鍵盤、滑鼠的清潔衛生，以避免細菌的孳生。

開車一族

專家分析 如今，有車族的隊伍日益壯大，開車上下班早已不再是稀奇事。但是，經常以車代步，就可能引起健康問題。中醫認爲，久坐傷肉。長時間坐在車裏，缺乏經常性的體育運動，就會使身體免疫力逐漸降低，從而引發各種疾病，如頸椎病、男性前列腺炎等。而且開車時，精神需要很集中，需要長時間保持一個姿勢，這也會使頸部肌肉很容易僵硬甚至痙攣，手也會發麻、發涼或發脹等，久而久之，還會出現椎體不穩、錯位，甚至壓迫神經等不健康情況，甚至可能患上神經根炎。對男性而言，經常坐在汽車的軟椅上，臀部深陷其中，會讓陰囊受到擠壓，靜脈回流不暢，陰部血液微循環受阻，嚴重時會導致精索靜脈曲張、睪丸下墜、下腹部鈍痛等。如果駕車時正罹患感冒或胃腸道炎症，還會導致泌尿系統感染甚至反覆發作。

【特別提醒】即使你是有車一族，最好也不要天天開，偶爾開更有利於你的健康。

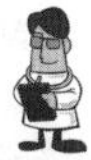

飛機的座位靠枕

專家分析 坐飛機出外旅行的人越來越多，很多乘客在飛機上常常會使用飛機座位上的靠枕，因爲它可以減輕疲勞。不過，最近英國的研究人員卻警告說，經常使用飛機上的空氣靠枕，可能會對乘客的健康造成損害，同時也存在著很多安全隱憂。

在飛機上，爲乘客提供的靠枕是充滿空氣的小枕頭，這種小枕頭看起來輕便實用，但實際上，它卻有可能對乘客造成傷害。因爲在飛機起降的過程中，機艙內的氣壓會迅速發生變化，這種充滿空氣的靠枕根本承受不住外部的壓力，於是就有可能出現急速膨脹，甚至發生爆裂。如果乘客在這個時候正在使用靠枕，那麼急速膨脹的靠枕就會壓迫乘客的腦部供血系統，使之腦部供血不足，出現頭昏、眼花或耳聾等症狀，嚴重的還可能會對乘客的脊椎造成一定的損傷。如果靠枕突然發生爆裂的話，那將會釀成更加嚴重的安全事故。

【特別提醒】現在的科研人員經過不斷研究，設計出了一個防爆隔膜，這個隔膜可以在人的頸部靠墊內的氣壓達到危險值之前，排出裏邊的部分空氣，使內部的氣壓恢復正常水準。不過現在這個設計還處於試驗階段，如果這項設計已被應用推廣的話，那麼乘客就可以放心地使用靠枕了。

遊覽車上看電視

專家分析 現在很多遊覽車上都有電視，便於旅客在乘車過程中打發無聊的時間。電視一般都安裝在車內的前方，汽車在行駛過程中會播放一些電視節目或錄影。按理說，這是優質服務的表現。然而，當人們從長達數小時的電視遊覽車上下來時，很多人就會出現雙眼發脹、乾澀，甚至頭昏、噁心、嘔吐等不良症狀。

由於汽車行駛震動和車身容積有限等原因，車內一般不能安放大尺寸的電視機，只能裝14英寸的電視。可是旅遊車大多車身很長，從前至後滿滿乘坐的一車人，觀看效果肯定不佳。而且，在車上看電視的距離和角度等都不理想。比較科學的說法認爲，在看電視時，人與電視的距離應是螢光幕對角線的4～6倍，在螢光幕兩側觀看的角度，不應小於45度。但在遊覽車裏，前面當中位置的乘客離電視機大多只有0.5米，前面兩旁座位的乘客觀看角度根本都不足30度，坐在後排的乘客則因距離過遠，基本上看不清影像。在距離和角度不當的條件下看電視，很容易傷害眼睛。並且，由於長時間地處於這種不科學的觀看環境中，也容易導致大腦疲勞，不適症狀自然就會表現出來。

【特別提醒】汽車在行駛時不停地震動，電視影像時明時暗，模糊不清，時間一長，就會出現眼睛脹痛，視力模糊，甚至頭痛、胸悶、噁心等不適。因此，在遊覽車上應少看電視為好。

乘汽車閉目養神

專家分析　長途汽車不像火車與輪船那樣，能夠提供較大的活動空間讓人們散步或觀景。長途汽車有限的空間限制了人們的活動，使乘客只能坐在自己的位子上不能運動，於是大多數人就採取閉目養神的方法來打發時間。然而，鮮為人知的是，乘車時閉目養神的方法，對人體健康是不利的。

除一些高架道路或高速公路外，大部分路況都不是很好，因此汽車在行駛過程中，車身難免會發生顛簸晃動現象。而長時間的震盪和晃動作用於人體，就會使人的腦部血管強烈地痙攣收縮，輕者會產生頭昏、頭痛、噁心、耳鳴等不適，重者甚至會發生嚴重眩暈、嘔吐等症狀。

中老年人或有心腦血管疾病的人，在乘車時還容易誘發原有的心血管疾病。

【特別提醒】乘坐長途汽車旅行時，想消除旅途的枯燥與疲勞，一般可採取以下幾種方法：與旅伴交談一些輕鬆的話題；有意識地觀賞前方的景色，分散對疲勞感的注意力；感覺疲勞時，可在前額或太陽穴處塗些綠油精或薄荷油。

野外旅遊露宿

專家分析 旅遊會消耗很多體力，而只有充分的休息才能夠儘快消除疲勞，恢復體力，因此，在旅遊途中住宿也就顯得十分重要。很多人夏季旅遊時喜歡在野外露宿，但是這種方式卻對健康不利。如果在野外露宿，第二天醒來後，就會感到頭暈、頭痛，或者出現腹痛、腹瀉、四肢酸痛、周身不適等現象，不僅會影響旅遊的興致，還可能會引起其他疾病。這是因爲人體在睡眠時，整個肌體都處於鬆弛狀態，身體的新陳代謝作用也有所減弱，抗病能力下降。而深夜裏，氣溫較低，人體和外界的溫差也就較大，再加上「賊風」侵襲，很容易引起以上症狀。此外，在野外露宿還會被蚊蟲蛇蠍叮咬傷害。蚊蟲不僅妨礙人體休息，還會傳染瘧疾、流行腦炎等傳染病症。如果不慎被蛇蠍咬傷，還會引起中毒，嚴重的甚至還有生命危險。

【特別提醒】旅遊途中，如果實在找不到住處，也應搭個簡易的帳篷，以防寒露侵身。露宿地點應選在乾燥、通風、平坦、接近水源的地方。如果在山上露宿，最好選擇在南坡，因為那裏不僅避風，早上還能最早見到太陽。在打地鋪時，可找些鬆軟乾草當

「褥子」，這樣既可防潮又可解除疲勞。

邊唱邊吃

專家分析 在一些餐廳和卡拉OK歌廳等娛樂場所，邊唱邊吃成爲一種時尚。其實，邊吃邊唱對人體百有弊而無一利。心理學研究表明，邊唱邊吃易導致行爲性厭食症。這是因爲某種資訊的重複刺激，可使人產生條件反射。通常，邊吃邊唱，一到吃飯的時候就難免想唱幾句，一旦不具備條件，就可能食不知味，對食物產生厭惡感。邊吃邊唱還會使整個消化系統不能專一協同地工作，唾液、胃液不能正常分泌，時間一長，就會導致胃炎、胃潰瘍、腸炎等疾病。更重要的是，娛樂場所的麥克風一般使用頻率較高，使用者衆多，難免會留下流感、肝炎、肺結核等病毒，邊吃邊唱，極易引起感染。

【特別提醒】為了自己的健康，切忌邊唱邊吃。

盲目追求「素食時尚」

專家分析 在養生專家的宣導、環保主義者的影響，以及時尚的引領下，世界上許多國家和地區流行著一種新的行爲方式——素食。這種飲食行爲的極端者被稱爲素食主義者，素食主義者當中以女性居多。

人的生存和生理功能的維持需要七大營養素，包括蛋白質、脂肪、碳水化合物、維生素、礦物質、水以及膳食纖維素。人的飲食必須滿足這七種物質的攝取，才能保持健康和強健。任何極端或絕對的素食或葷食，都不利於身體健康，也不能維持生命功能。如人體所需的氨基酸有22大類，但是其中有八種是人體不能自己合成的，分別是蘇氨酸、色氨酸、亮氨酸、異亮氨酸、纈氨酸、苯丙氨酸、賴氨酸、蛋氨酸，這就需要從動物食品中獲取。作爲提供人體必需的氨基酸，肉類有得天獨厚的條件，因爲它含有這八種氨基酸，所以吃葷既是人們的必然選擇，也是人們的進化和維持生命功能的必然。

【特別提醒】飲食之道與事物一樣，不能有所偏廢和走極端，需要平衡和多樣。葷素搭配和飲食多樣才有利於健康。

耳朵疲勞

專家分析 許多人認爲自己年輕體強，不太可能產生聽力下降的毛病。但是最近的一項調查卻顯示，大約有超過10％的青年男女由於各種原因而聽力下降。專家介紹，人的聽覺能承受的最強聲音爲90分貝，但歌廳、舞廳的聲音強度卻超過了115分貝，而這些地方又往往是追求時尚生活的年輕人愛去的地方。一些年輕人從舞廳出來感到昏眩和頭痛，這就是聲音污染造成耳朵受損的表現。此外，不少人都喜歡一天到晚地戴著「隨身聽」，而且還把音量調得很大，常常是旁邊的人也能聽到音樂聲。這些不良行爲如果長期存在，勢必導致人受到聲音污染，使其聽覺功能受到損害，輕者聽覺能力下降，重者完全失去聽覺能力。

【特別提醒】不要一味追求時尚而忽視用耳健康，要儘量減低聲音對耳朵的損害。如果已經出現一些不良症狀，要及時去看醫生，以免造成更壞的後果。

迷戀網路生活

專家分析 網路，已經成爲很多人的精神家園。但上網時間長，不光對眼睛會造成傷害，電腦射線經年累月地在身體裏蓄積，對血液系統也會造成傷害。此外，網上過多的資訊，不光容易引起人的視覺疲勞，也容易引起類似的神經系統疾患。

【特別提醒】上網一族應控制上網時間，多安排戶外活動，以緩解神經系統的壓力，使頭腦更清醒、輕鬆。

汽車空調

專家分析 越來越多的白領擁有了屬於自己的小汽車，同時，汽車空調病也隨之而來。裝有空調的汽車，門窗全是關閉的，當長時間停車又未關閉空調器時，因爲轉速慢，汽油不能完全燃燒，排出的廢氣有毒成分很高，如果此時車外沒有風，排出的廢氣散不開，很容易被空調裝置吸到汽車裏。汽車排出的廢氣中含有一氧化碳、二氧化碳和氮氧化物等有毒氣體，這些氣體對人體健康危害極大。二氧化碳可使人窒息，一氧化碳和氮氧化物被人體吸入後，會使血紅蛋白失去運輸氧氣的能力，使人感到頭痛、胸悶，嚴重時會引起昏迷、死亡。汽車空調的進風道在行駛中吸入大量的灰塵，髒物吸附在空調的蒸發器上，有的裏面摻雜著毛髮、昆蟲屍體，這些吸附物在蒸發器的那種高溫、高濕的環境下，成爲大量細菌、眞菌等的繁殖場所。受污染的汽車空調冷氣進入車廂，可使空氣中的致病微生物達到數十種之多，這些病菌附著在細小的灰塵裏隨人的呼吸而進入體內。由於空氣污染看不見、摸不著，所以一些長期待在汽車內的人會感到頭暈、噁心、胸悶，造成呼吸系統感染，嚴重的還會導致扁桃體發炎等等。

【特別提醒】有車一族的你，一定要注意：一、若是長時間停車，應關閉汽車引擎，停止使用空調；若仍繼續使用空調，應將汽車停放在通風良好的地方，讓風把廢氣吹散。二、千萬別開著空調在車裏睡覺，可能會著涼不說，如果發動機排出的一氧化碳滲漏到車裏就很容易中毒。三、養成良好的個人衛生習慣，定時清潔車內環境，減少細菌滋生的機會。四、有車也不要偷懶，積極鍛鍊，增強體質，跑遠程可中途休息幾次。五、如果車在太陽下曬得很熱時，不要馬上開空調，先把窗戶打開排出熱氣再開空調，溫度別調太低，同時最好別抽菸。

第十七章　職場環境中的健康禁忌

噪音環境

專家分析 瑞典科學家曾對長期處於噪音環境中的一千七百多名操作者，做了生理分析，結果表明：噪音不但使聽力下降，胃液分泌減少，還容易引起婦女脫髮。當噪音通過聽覺器官進入大腦皮層後，就會影響人體的新陳代謝，一方面使維生素消耗增加，另一方面還阻礙維生素的吸收與排泄，特別對水溶性維生素B_1、B_2、B_6和維生素C的消耗更甚。一般操作八小時後可使人體內的這些維生素減少50％以上，使操作者深感疲勞、乏力。科學家們還發現，噪音會通過神經系統危害操作者的視覺功能。

【特別提醒】對在噪音環境中工作的人，除了採取相應的勞動保護措施外（如加用耳塞、減少喇叭使用頻率等），還應及時補充體內各種維生素的消耗，多吃富含維生素的新鮮蔬菜和水果；必要時可服用維生素錠劑補充。

辦公室就餐

專家分析 很多人由於忙了一上午的工作，到了中午就餐時間就懶得去外面吃，會叫一些外賣到辦公室裏。他們認爲這樣既可以享受午餐的快樂，還可以節省寶貴的時間。但我們提醒大家，辦公桌上的致病細菌要遠遠高於一般的廚房餐桌，尤其是電腦鍵盤、滑鼠和電話比辦公桌更髒，在這樣的環境下進餐，很難對健康有可靠的保障。

一些衛生機構對不少寫字樓內的空氣品質和污染狀況進行過檢測，發現辦公室內污染程度不容樂觀。而條件再差的餐廳也會做到每換一桌客人就擦拭一遍餐桌，所以比在辦公室就餐環境要好得多。

【特別提醒】在創造著千千萬萬財富的時候，請你千萬不要忽視我們平時就餐的環境，它的衛生與否，對你的身體健康起著關鍵的作用。

辦公室綜合症

專家分析 我們知道，辦公室空間有限，如果長期待在辦公室內，持續進行腦力勞動，特別是隨著電腦應用的日益廣泛，長時間面對電腦螢幕，除了容易產生視覺疲勞，導致視覺緊張，還會給使用者帶來較大的心理壓力。

除此之外，辦公室中的電腦等辦公設備還會危害人的呼吸系統。研究表明，辦公室的電腦、雷射印表機、傳真機和影印機等都會釋放有害人體健康的臭氧氣體，這些污染物質可使人一上班就出現頭痛、暈眩、疲倦、嗜睡甚至呼吸不暢、心律不齊、精神紊亂等症狀，而人們一旦離開辦公室，上述症狀就會減輕或消失。辦公室綜合症對於那些患有哮喘病和過敏症的人來說，危害更大。另外，較長時間待在臭氧氣體濃度較高的地方，還會導致肺部病變。

此外，辦公室內一些不符合綠色環保要求的裝潢材料會逐漸散發出鹵化烴化合物、芳香烴化合物、醛類化合物、酮類及酯類化合物等有害揮發性氣體；辦公用具表面的油漆、塑膠貯藏箱、塗料粉刷的牆壁、人造纖維板、硬紙板盒和一些由泡沫絕緣材料製劑的物品，都會散發出苯酚、甲醛氣體；燒壞的螢光燈管會散發多氯聯二苯；髒的空調篩檢程式會滋生細菌、病毒。這些同樣會引起辦公室綜合症。

【特別提醒】久坐辦公室的人要注意勞逸結合，按時離開座位稍作休息，伸伸腰，彎彎腿，放鬆放鬆。平時一定要儘量把辦公室的通風口打開，讓空氣保持流通，使大腦保持清醒。

液晶螢幕

專家分析 很多人認爲液晶螢幕（顯示器）可以保護眼睛，其實這個觀念是錯誤的。德國權威電腦雜誌MACwElt最近一項調查顯示，雖然液晶螢幕比普通螢幕的輻射小得多，但因爲它的亮度過高，反而更容易使眼睛變得疲倦，甚至可能導致頭痛等症狀。

主持這項調查的德國電腦專家威海恩博士表示，液晶螢幕的閃爍、眩光，可能比老式電腦好，但還是會對視力有一定的影響。液晶螢幕爲了增加清晰度，普遍使用了「擦亮技術」，使螢幕表面看起來像裝了塊玻璃一樣，顯得很有質感，而且還提高了螢幕的色彩對比度及飽和度。不過，它也會像玻璃一樣反射光線，使用這種液晶螢幕的消費者，很容易被光線「刺傷」，並產生眼睛疲倦的症狀，慢慢地還會引起視力下降和頭痛的健康問題。液晶電腦會導致眼睛不斷進行調節，電腦上擁擠的圖像和文字也會讓人的眼睛光像離焦，引起近視。

【特別提醒】一般普通的螢幕都有亮度調校的功能設計，在使用時可以儘量把光亮度調低一些。

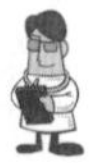

飯局、應酬

專家分析 如果你常有飯局，或因工作應酬，或與朋友聚餐等，則很容易產生肥胖問題。因爲飯店的食物一般都比較油膩。調查發現，20%的受訪者患有高血壓和心臟病等代謝綜合症，而一個星期外出用餐四晚的男士，患代謝綜合症的比例較非經常外出者高一倍。在外就餐時，菜餚往往很豐盛，雞、鴨、魚、肉、蛋不一而足，大量的高蛋白、高脂肪、高能量食物進入我們的體內，會增強血脂的凝固性，使它沉積在血管壁上，促使動脈硬化和血栓的形成，又可導致肝臟製造更多的低密度和極低密度脂蛋白，把過多的膽固醇運載到動脈壁堆積起來，形成惡性循環。每天的熱量供應集中在晚餐，會使糖耐量加速降低，加重胰島細胞的負擔，促使胰腺衰老，導致糖尿病的發生。而糖尿病和血管病變互爲因果，形成惡性循環。

【特別提醒】在外吃飯時應多選擇魚類、雞胸肉、豆腐等低脂肪料理，減少含較多醬油和脂肪的食品，尤其要避免喝高糖飲料。

滑鼠長期放桌面

專家分析　「電腦病」早已不是什麼新鮮詞了，從前我們更多地會提到「滑鼠手」，其實，除了「滑鼠手」，以手腕酸痛、肩膀發麻、手指關節不靈活爲表現的頸肩腕綜合症，也是典型的「電腦病」之一。這與滑鼠放得太高（如放在辦公桌或電腦桌面上）有直接關係。

研究發現，滑鼠的位置越高，對手腕的損傷越大，滑鼠的距離距身體越遠，對肩的損傷越大。滑鼠放得過高，握滑鼠的手臂便會懸空，肩部肌肉和手臂斜方肌長時間處於緊張狀態，很容易出現肩膀發麻、手腕酸疼等情況。此外，滑鼠太高，手腕壓力也會隨之增加，令手腕受傷。滑鼠也不能距身體太遠，否則前臂容易帶著上臂和肩一同前傾，增加頸、肩、腰的壓力，長期下來對頸肩腰的損傷很大，甚至可能導致骨質增生。

【特別提醒】滑鼠擺放的高度與桌椅放置都有關係，所以可通過調整桌椅的高度來令滑鼠獲得最佳位置。使用滑鼠時，手臂不要懸空，以減輕手腕的壓力，移動滑鼠時不要用腕力而要儘量靠臂力做，以減少手腕受力。

新顯示器

專家分析 買回新顯示器後，大部分人都是立即就使用，覺得沒有什麼不妥當的。實際上這種做法很不可取。電腦顯示器外殼塗覆的化學物質中，含有廣泛用於電子設備的耐火材料有機磷酸酯。顯示器工作時會發熱，導致有機磷酸酯釋放出三苯基磷酸鹽氣體，而這種氣體有害於人體健康，會引起皮膚搔癢、鼻塞、頭痛等過敏症狀。而顯示器越新，釋放出的有害氣體就越多，甚至新顯示器連續開機180天之後，用戶吸入量仍然比正常吸入量高出10倍。

【特別提醒】新顯示器在投入使用之前最好先「預熱」10天，讓大部分的有害氣體揮發掉，然後再使用比較好。並且辦公室也應保持良好的通風，以便消散有害氣體，保持室內空氣乾淨新鮮。

鍵盤

專家分析 隨著科技的發展，電腦已成爲人們日常工作、生活的一部分。但是在使用電腦時，卻很少有人注意到電腦鍵盤的清潔衛生，從而爲人體健康帶來巨大的隱患。如果，你心存懷疑的話，不妨用力拍打辦公室裏的電腦鍵盤，便會發現除了灰塵之外還藏有餅乾屑、橡皮屑、頭髮等諸多雜物。有資料顯示，這類鍵盤垃圾是以平均每月2克的速度堆積而成的。此外，鍵盤上還潛伏著大量肉眼看不到的細菌。例如用感染了細菌的手進行鍵盤操作，很可能會把這些病原體帶到鍵盤上造成交叉感染，從而使電腦鍵盤成爲細菌滋生的溫床，和疾病傳播的中轉站。使用了經多人長期使用但未經清潔處理的鍵盤，就猶如使用了餐廳中未經消毒的碗筷，甚至還要髒。因此電腦鍵盤已成爲威脅使用者健康的一個潛在殺手。

另據研究表明，辦公室人員經常出現的消化道疾病、皮膚病以及眼病等症狀，很大程度上，是由於使用鍵盤等公共物品所造成的交叉感染引起的。

【特別提醒】預防鍵盤污染，可以從這樣幾個方面著手：不在吃食物的時候上網，水杯不要放在電腦桌上，吃完東西要洗手，經常用濕毛巾擦拭鍵盤等。

長期坐在電腦面前

專家分析 對現代人來說，電腦已經成爲工作、生活中的一部分，但生活在E時代的你，是否想過有一天電腦也能奪去你的生命？據紐西蘭科學家指出，長時間坐在電腦前一動不動地操作，就如同乘坐遠距離航班一樣可能導致血栓，甚至危及生命。前不久，香港地區的一名電腦工作者因長時間坐在電腦前而造成死亡。病理分析認爲，造成這位男子猝死的原因是他腿上的血管內形成了一個大血栓，血栓破裂後形成的小血栓堵塞了肺部血管。這種情況屬於「深部血管栓塞」。也就是說，當血液在血管內的正常流動受阻形成血液凝塊時，實際上就形成了「深部血管栓塞」。心臟病、中風、血管曲張或長期臥床者，也都可能導致「深部血管栓塞」的發生。

【特別提醒】對於長期面對電腦工作的人士來說，應該多活動下肢、腳趾和腳踝，多喝水，避免飲酒，至少每小時站起來舒展一下腿腳，就可以預防栓塞的發生。

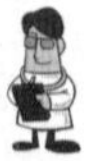

電腦輻射

專家分析 電腦輻射對人體是有害的，故選購時對於主機、顯示器、鍵盤都要特別留意。此外，很多商業機構或辦公室爲了節省場地或方便工作，經常將顯示器放在操作者的側面，並且一個操作者的背面、側面往往是另一個職員的顯示器，殊不知顯示器後方、側方輻射最爲厲害。對於處在發育期的男性，不要選擇前方隆起的座椅，也不宜久坐，否則容易導致精索靜脈曲張。過量輻射會引起內分泌紊亂，女性妊娠時更要減少電腦使用時間。

尤其是兒童，其大腦尚未發育完全，如果長時間離螢幕太近或連續玩一些刺激性強、畫面變化快的電子遊戲，很容易導致神經興奮過度，造成驚厥和癲癇等的發生。

【特別提醒】電腦輻射危害大，必要防護要牢記。應多吃些胡蘿蔔、豆芽、豆腐、橘子以及雞蛋、牛奶、動物肝臟、瘦肉等，以補充維生素A和蛋白質。此外，室內光線要適宜，並避免光線直射在螢幕上而產生炫光等干擾光線。建議戴保護性眼鏡。

領帶紮得太緊

專家分析 男士上班紮領帶已經非常普遍，但新的研究結果表明，男士領帶紮得太緊會增加患眼病的可能。一般來說，紮得過緊的領帶紮會壓迫頸部的靜脈血管，從而使更多的血液湧到眼部周圍，使眼部壓力增大。眼部壓力過大，最終可能對眼睛造成比青光眼更嚴重的損害。所以常常將領帶紮得過緊，或脖子比較粗的男士，都應警惕眼神經遭受長期的損害。但是，也有一些專家認爲，沒有必要爲此而放棄紮領帶，因爲並不是所有人都會因此而患上青光眼。

【特別提醒】在檢查視力時，男士們最好還是先把領帶解開，這在一定程度上可以幫助眼科醫生在做檢查時，辨別出眼病患者是隨著年老體弱而出現的長期眼部壓力增大，還是短暫因素造成的眼部壓力過大？

長時間伏案工作

專家分析 許多人，特別是身在職場的白領人士，由於工作壓力大，常常會低頭伏案工作很長一段時間，而忘卻了必要的休閒運動，這樣一來便在無形中大大地損害到身體的健康。很多人會感到頸部與肩背酸痛，並伴有局部運動不便、沉重或疼痛的感覺，肩部或上肢還可能有麻木感，嚴重時會出現頭暈頭痛、眼花耳鳴、噁心甚至視力減退等症狀。而引起這種症狀的原因是伏案（低頭）時間過長導致的，被現代醫學稱爲伏案綜合症。爲什麼會出現這種症狀呢？因爲長期的伏案工作導致了頸、肩、背部肌肉緊張過度，使血液循環受阻，引起頸部和大腦供血不足，造成組織缺氧。而且代謝產生的乳酸又無法及時消除，所以人們常常因此而患上伏案綜合症。而一旦發病，患者就會感到肌肉疲勞、酸痛和活動不便，同時還會引起頭暈、眼花、耳鳴及噁心等症狀。

【特別提醒】積極主動地堅持體育鍛鍊，並且要持之以恆，以此調節肌肉的血液循環。簡單的方法是低頭、仰頭、向左右轉動頭部、雙肩做回轉動作。

歪脖子打電話

專家分析 在辦公室忙碌時，有許多人打電話時將脖子側彎，把話筒夾在脖子、肩膀和下巴之間，嘴裏和電話那頭的人說著話，手還在不停地寫字或操作電腦。這一系列動作看起來讓時間得到了充分利用，然而，如果經常這樣打電話，就很容易得頸椎病。因爲脖子是人體非常重要的部位，上連大腦，下接身體軀幹，中軸爲頸椎，內藏豐富的神經傳導組織。人體的頸椎是由7塊椎骨重疊連接而成，形成一個圓滑的弧，凸向前方，使肌肉、韌帶保持平衡。在辦公室裏，人們常常需要操作電腦、閱讀或書寫，而這些工作常需要低頭屈頸。因爲頸椎的結構稍向前曲，而低頭是一種讓頸椎向後彎的動作，如果長時間保持這種姿勢，頸椎必然會疲勞，日久便會發生頸後韌帶、肌肉慢性勞損，導致椎骨增生、韌帶肥厚，發展到一定程度會引起頸椎病，對人體健康產生較大的影響。

【特別提醒】正確的打電話姿勢是頸椎中立，使其處於最放鬆的狀態，手握話筒，靠近耳朵和嘴巴。

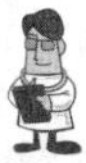

電腦辦公造成的危害——乾眼症

專家分析 以往，乾眼病與白內障、青光眼都是中老年人的常見眼病。但是，現在發現一些經常接觸電腦、電視的青年人，罹患乾眼病的也越來越多。乾眼病的初期症狀是眼睛有乾澀、灼痛感，眼屎較多，嚴重時會眼酸、眼癢、怕光和視力減退。那麼乾眼病是怎樣形成的呢？在人的眼瞼上下之間有淚液層，它含有保護眼睛不受感染的物質，人們眨眼睛時，淚液隨之均勻分布在眼球的表面，清洗眼膜上的灰塵，保持眼睛明亮。人們的淚液分泌隨著年齡的增長不斷減少，所以中老年人中乾眼病的發病率較高。專業人士認爲，乾眼病是一種壓力型病症，問題出在眼睛長時間盯著一個方向看。據美國職業保健與安全研究所的一項調查證明，每天在電腦前工作3小時以上的人中，有

90%的人眼睛有問題，其表現在外的症狀是：眼睛發乾、疲勞、發澀、注意力難以集中，這種電腦視力綜合症就是典型的眼病。

【特別提醒】當您專注於工作或全神投入電腦螢光幕前工作時，您眨眼的次數跟著減少。要有效地預防乾眼病，最好的辦法是養成多眨眼的習慣，多眨眼能確保將水分分散到眼角膜，防止眼睛乾澀不適。

電腦「失寫症」

專家分析 人們的工作、生活越來越離不開電腦，電腦給人們帶來了許多方便。然而由於頻繁地使用電腦，很多人的字變得難以閱讀，錯別字、語法錯誤比比皆是，人們把這種現象稱爲電腦時代的「失寫症」。

常常聽一些辦公族抱怨自己：「離開電腦就不會寫字了！」還有的人——「有些字認得，可就是寫不出來」。

這種提筆忘字的現象，和我們這個使用電腦的無筆時代有很大關係。

心理和生理學的研究表明，書寫對人的心理和生理功能的訓練、對思維的培養和對良好行爲方式的形成，都是電腦無法取代的。用手一筆一劃地書寫可在大腦的語言中樞產生一種印記，並成爲終生的本領，而在電腦上敲字則缺少了這種留下痕跡的過程。儘管許多人在敲電腦時得心應手，但大腦中缺少必要的抽象思維能力，使得邏輯性和語言功能產生某種障礙。

【特別提醒】常用電腦的辦公一族，要養成定期閱讀和手寫的習慣。多閱讀文章，能夠強化對漢字形狀的記憶，手寫不僅對人的心理和生理功能形成訓練，而且對人的意志、毅力和神經系統功能穩定也是必不可少的。

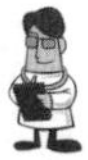

電腦與脫髮

專家分析 引起脫髮的原因很多，但最主要的是社會精神壓力和不科學的生活方式。從事電腦工作的人脫髮現象較多，原因是這類人用腦時間較長，注意力高度集中，長此以往，會使大腦的興奮性持續增高，導致與頭髮生長相關的內分泌功能發生紊亂，皮脂腺分泌旺盛，毛囊極易被栓塞，從而使頭髮的營養供應出現障礙，導致頭髮脆性增加而容易發生脫落。另外，長時間使用電腦，容易導致皮膚血管收縮功能失調，而頭皮局部的血管收縮，會導致供血量減少，造成毛囊營養不良，從而引起脫髮。

【特別提醒】經常熬夜加班、容易失眠的人也會脫髮。電腦族可以抽空睡個午覺，以調整紊亂的生理時鐘。同時，緩解緊張、焦慮的情緒，保持輕鬆心態，都有助於改善脫髮。

第十八章　職場壓力相關的健康禁忌

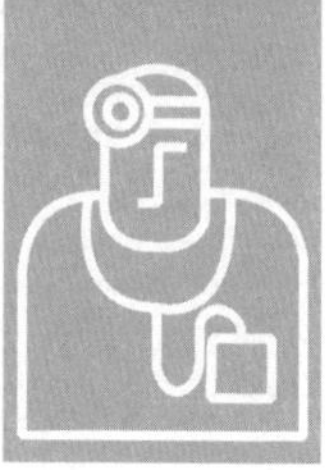

專家分析　亞健康狀態

隨著職場競爭愈來愈激烈，現代職業人的工作節奏日趨緊張，精神上容易產生巨大壓力，精神上和身體上的超負荷狀態，對健康是非常不利的。如果不注意休息和調節，中樞神經系統長期持續處於緊張狀態，就會引起心理過激反應，久而久之可導致交感神經興奮增強，內分泌功能紊亂，產生各種身心疾病，這就是人們常說的「亞健康狀態」。

亞健康的主要症狀有：體虛困乏、易疲勞、失眠等，以上症狀在醫院進行全面系統檢查、化驗時，往往找不出具體的病因。亞健康的形成主要受心理、社會、環境、營養、勞動、生活方式與行爲、氣象、生物、服務等諸多方面的影響。

每個因素都有特定的內容而又相互關聯。比如菸、酒成癖，菸鹼、酒精緩慢損害機體；勞逸失度、娛樂過度、緊張、睡眠不足，引起肌體代謝紊亂；飲食無節制，營養不合理，吸收失控，體液酸鹼度失衡，給健康造成潛在危害；環境遭受污染，人體受到細菌、病毒、寄生蟲，及化學物質的感染；長期患慢性病不癒等，均可引起亞健康的一些具體症狀，如神態疲倦、體乏、心煩意亂、鬱鬱寡歡、易受刺激、食欲不振、消化不良、便秘、頭暈目眩、失眠健忘等。

【特別提醒】亞健康狀態具有「雙向」轉化的特點，既可向健康狀態轉化，又可向疾病狀態惡化。那麼怎樣才能走出亞健康狀態呢？增強肌體的活力，加強心理保健，保持健康的心態，保持良好的生活方式。

疲勞

專家分析 疲勞既是多種疾病的重要信號，又是健康人勞累後出現的正常現象，這兩者之間極易混淆。因此，人們有必要瞭解有關的常識，判斷哪些是正常的生理現象，哪些是疾病的信號，並尋找原因，加以解決。其實疲勞本身還是人體的一種保護性反應，出現疲勞，人會立即採取正確的措施。人過中年，肌體各系統的生理功能開始走下坡，體內代謝廢物排出速度減慢，疲勞比青壯年時容易發生，而且消退的時間也比較長。所以要注意勞逸結合，切忌過勞。若患有多種疾病，身體還會出現自覺疲乏無力的症狀，如病毒性肝炎、肺結核、糖尿病、冠心病、貧血、血液病和癌症等，這都能使人感到莫名奇妙的疲勞。

這種病理性疲勞與健康人勞累後產生的生理性疲勞完全不同，通常有三個特點：(1)

健康人不應該出現的情況，比如：活動量不大，持續時間也不長，在平時不至於出現疲勞，這時卻出現了。⑵疲勞的程度嚴重，而且消除得也很慢，適當休息之後也不易消失。⑶這種疲勞常會伴有一些其他症狀，如發熱、渾身不適、食欲不振或亢進等。一旦出現這種疲勞，應該及早就醫，切不可等閒視之。

【特別提醒】每天給自己安排15～20分鐘稍稍休息，散散步、打打坐，讓這個時間成為自己的必赴之約，不得取消，長期堅持，會給你的健康帶來意外驚喜。

心理疲勞

專家分析 心理疲勞，是因長期精神緊張、壓力過大，受到反覆的心理刺激以及惡劣情緒的影響而逐漸形成的。如果不能及時加以疏導化解的話，時間久了，就會導致心理障礙、心理失控的發生，甚至會出現心理危機，造成精神委靡、精神恍惚，甚至會精神失常；並可能引發多種心身疾患，如緊張不安、動作失調、失眠多夢、記憶力減退、注意力渙散、肌體免疫力下降、工作效率下降等不良狀況。有些人患了心理疲勞而不自知，甚至有的人清楚自己是患了心理疲勞也不加重視，覺得只要多睡睡，休息好了自然就會好起來了。這是一種錯誤的觀念。

「心理疲勞」也是病，而且它影響到的不僅是人的身體，對人的精神和心理也會造成危害。世界衛生組織曾經在一份報告中稱：「工作緊張是威脅許多在職人員健康的因素。」心理疲勞正在成爲現代社會、現代人的「隱形殺手」。

【特別提醒】一旦患了心理疲勞也不必過於擔憂。醫學心理學研究表明，心理疲勞是可以消除的。比如，經常開懷大笑一番，與三五個好友高談闊論或傾聽別人說話，適當地放慢生活節奏，保持冷靜理智的辦事態度等，都可以有效地緩解心理疲勞。

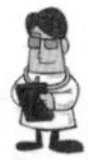

腦疲勞

專家分析 過度用腦會導致腦疲勞。根據抽樣調查結果顯示，約有半數人在過量使用「智力」，給身體健康造成了潛在威脅。

據調查表明，59.6％的腦力工作者每天用腦時間長達10小時；40.2％的學生每天都習慣學習至深夜；此外，還有28.4％的非腦力工作者，業餘時間也花在了各種「動腦」的工作和活動上，這些都給健康埋下了隱患。有統計表明，科技人員平均死亡年齡爲67歲，較各類職業人群平均早死3.26歲，其中15.6％發生在35～54歲的早死年齡階段。又據統計，在職科學家平均死亡年齡只有52.2歲，加上離退休人員，所有死亡者的平均年齡也不過只有63.3歲，大大低於平均期望壽命73歲。可以說，腦疲勞已嚴重危害人類健康，成爲影響許多人健康的重要因素。

【特別提醒】即使患了腦疲勞也不必過分擔心，只要採取科學合理的方法就能有效地消除腦疲勞。其關鍵是：合理用腦，改善和消除腦疲勞，保持緊張與鬆弛的輪換，使腦細胞和其他器官血液循環順暢富有活力，恢復受損的腦細胞。同時，要注意保持良好樂觀的情緒，保證平衡充足的營養，使身心愉悅，營養充足。堅持一段時間之後，腦疲勞自然就會不藥而癒了。

長期熬夜

專家分析 熬夜會對身體造成多種損害，如經常疲勞，免疫力下降等。自然地，感冒、胃腸感染、過敏源等等自律神經失調症狀都會找上你。根據免疫學的研究，晚上十一點到凌晨三點應該是膽、肝休息時間，也就是人體的經脈運行到膽、肝的時段。這兩個器官如果沒有獲得充分的休息，就會表現在皮膚上，容易出現粗糙、臉色偏黃、黑斑、青春痘等問題。而且更糟糕的是，長期熬夜會慢慢地出現失眠、健忘、易怒、焦慮不安等症狀。對於不習慣早睡的人來說，最遲也要在凌晨一點就進入熟睡期。

【特別提醒】當你不得不熬夜的時候，一定要注意補充水分，比如可以喝枸杞大棗茶或菊花茶，既補水又有去火功效。熬夜之後，最好的保護措施自然是把失去的睡眠補回來。如果做不到，午間的十分鐘小睡也是十分有用的。此外，打打羽毛球，多到戶外爬山踏青，也有助於身體健康和精神愉快。

營養不良

專家分析 爲了節省時間，也爲了免除麻煩，經常買速食食品備用充饑，如速食麵、什錦果麥加鮮奶、麵包、各種糕點餅乾等，或是街上買個蔥油餅、餡餅之類了事。這種做法對於工作來說，可稱得上是方便，但身體卻會受到很大傷害，時間一長會導致營養不良。營養具有促進生長發育、維持新陳代謝、修補損傷組織、供給熱量、調節生理機能的作用。合理的營養能促進人體正常生長發育，增強體能，增加免疫力，預防疾病，提高工作效率和運動能力。營養不合理、不平衡都將影響人體的生長發育，使人衰弱，抵抗力減退，易感染疾病，甚至直接引發疾病。

【特別提醒】正確的飲食、合理的休息、愉快的笑聲，是世界上最好的三位醫生。單靠正確的飲食就能使人類的壽命達到150～200歲。飲食是健康的關鍵，是保持健康的第一祕訣。

壓力

專家分析 很多人認爲，沒有壓力就沒有動力，人生也就沒什麼價值。有點兒壓力是有益的，但若壓力過大，就可能會適得其反了，最明顯的就是壓力過大會嚴重影響記憶力。壓力對人的記憶力的影響可從短期和長期兩方面來分析。有人認爲，短期壓力能提高記憶力，比如學生面臨期末考試時，會有不小的壓力，所以臨考前的記憶力就會特別好。不過，若是短期壓力累積成長期壓力，就會有損記憶力了。

人體大腦存取短期記憶的結構叫做「海馬」，如果長期處於過大的壓力下，就會導致腎上腺皮質素分泌過多，影響海馬體的功能，人的短期記憶能力也就隨之變差了。而所有的學習和工作，都是從短期記憶開始的，所以壓力過大也會導致上班族的學習能力變差。因此，當長期處於壓力過大而狀態又無從緩解時，上班族就會面臨記憶力下降的危機了。

【特別提醒】當你壓力過大時，悶在心裏只會讓自己越來越煩悶，此時不妨向朋友們傾訴一番，也許朋友們的一句話就能使你輕鬆起來。用體育運動來釋放壓力是比較有效的方法之一，籃球、足球、棒球等球類運動都十分適宜。這樣，當你在面對原來的困難時，就會覺得困難可能並不像想像的那麼難，自然便可擺脫壓力困擾了。

快節奏生活

專家分析 爲了適應高效率、快節奏的現代生活，我們每天都將時間表安排得滿滿的，接個電話都要加快速度。事實上，如此快節奏的生活是難以提高工作效率的，甚至還會適得其反。長期處在「快節奏」中的人，大腦的活動也會經常處於連續、快速的狀態中。應接不暇的生活與工作使大腦得不到應有的休息和復元，心理上也會產生緊張、沉重、不安和憂慮。而且，快節奏也讓我們的精神長期處於緊張狀態，中樞神經和植物神經系統功能失調，甚至導致類似於神經綜合症之類的症狀，如神經性頭痛、神經性嘔吐、神經性厭食、女性月經失調、男性陽痿早洩等等。

【特別提醒】我們大可根據自己生活、工作、學習的實際情況、一年四季的氣候變化，自己身體的健康狀況及對工作、學習的應酬能力來安排時間。明確什麼時候應該做什麼事，不論是從事體力勞動還是腦力勞動，一天8小時工作之外也應讓自己的精神和體力有適當恢復的時間，比如適當聽聽音樂、看看影視、散散步。但要注意，切忌在休息娛樂的時間裏再加重身體的負擔，去參加一些競爭性很強的娛樂或看刺激的影片等。

精神刺激

專家分析 人體生病的外部原因，就是外來因素的干擾。「精神刺激」是外來因素中，比較強烈的一種干擾。

1．不良的精神刺激能引起人體腦功能的紊亂，使大腦不能有效地調節人體與自然環境的平衡關係，從而導致人體內臟各器官的功能發生紊亂，由此而引發出很多疾病。

2．一些消化系統疾病，如潰瘍病、潰瘍性結腸炎、胃病等，會因精神受到刺激而發生病變，或者是使病情更加嚴重。

3．不良情緒的刺激還可以干擾人的免疫系統，減少抗體的產生，使人容易受感染，促發免疫性疾病。

4．神經系統的一些疾病，也和精神刺激有千絲萬縷的聯繫。惡性的精神刺激能夠引起神經衰弱、神經官能症等。癌症的發病，也多半是因受精神刺激所致。

5．有些慢性病如哮喘、心力衰竭、神經性頭痛等，亦可經精神刺激「一手策劃」或是由它誘發而致病。

【特別提醒】冠心病患者一旦受到精神刺激，如憤怒、焦躁、激動等，則容易誘發心絞痛，甚至引起猝死。

不良情緒

專家分析 中醫歷來十分重視情緒與疾病的關係，現代醫學家和心理學家通過大量的流行病學、動物實驗、臨床觀察和心理作用機制等方面的研究，進一步證實不良情緒在癌症發生發展中與生物、理化致癌因素同等重要。據資料報告，81.2％的癌症患者在病前都經歷過惡性生活遭遇；66.9％的患者曾有過不良情緒的表現。不良情緒主要是通過神經系統，作用於內分泌系統和免疫系統來影響肌體而誘發癌症的。

醫學研究認爲，人在正常情況下，心理平衡，情緒良好，體內免疫功能正常，癌基因處於抑制狀態。當長期持續的緊張和強烈的心理創傷等刺激，被人感知傳入大腦後，就會抑制免疫系統的功能。人體免疫功能一旦受到抑制時，就會失去對突變細胞的監視和殺滅作用，致使癌細胞得以迅速增殖，從而促進某種癌症的發生。

不良情緒還可促使胸腺退化，擾亂T淋巴細胞的正常發育，抑制抗體反應和吞噬細胞的功能，減少干擾素的產生，爲癌症的發生和發展打開了方便之門。尤其是一些性格內向，表面逆來順受，過於壓抑自己情感，而內心卻怒氣沖天、痛苦掙扎的人，折磨久了，勢必會影響機體免疫功能，增加致癌的危險性。

【特別提醒】良性情緒和健全的性格品質，有益於預防和減少癌症的發生。當遇到種種不順心的人和事時，要努力學會用理智去控制和調節自己的情緒。應針對不同情況，採取自我安慰、渲泄疏導、有意遺忘、幽默詼諧、理性昇華等方法，以減輕內心的壓抑、苦悶和焦慮。

生氣動怒

專家分析 現代醫學證實，生氣動怒對身體健康十分有害——

1．傷肝：肝主疏泄，怒則肝氣不舒，肝膽不和，容易引發肝病。

2．傷胃：大發雷霆時，胃黏膜充血，胃酸分泌增多，胃腸蠕動減弱，容易發生胃潰瘍和胃出血等症。

3．傷心：暴怒時全身肌肉緊張，心跳加快，血壓升高，從而誘發心絞痛、心肌梗塞、腦溢血。

4．傷腎：逆氣會損傷腎功能，出現腰膝酸軟、腰背疼痛、性功能下降、尿急、尿頻、遺尿、遺精等。

5．傷神：頻頻發怒，容易出現神經衰弱、失眠多夢、注意力和記憶力下降等。

6．早衰：經常大動肝火，導致氣血不和，可出現皮膚乾燥，萎黃，失去光澤，易生皺紋。

7．猝死：現實生活中，大怒暴怒之後面紅耳赤、心悸血湧、吐血、咯血而突然死亡者，不勝枚舉。

【特別提醒】忍讓是一種美德，孔子說過：「小不忍則亂大謀。」最好的辦法就是**互相忍讓，以和為貴。互相謙讓，就會冰化雪消。假如為了一點小事而斤斤計較，甚至大動干戈，肯定就不會有好結果。**

自卑

專家分析 人們常說，自卑是缺乏魅力的根源。其實，自卑也是衰老的催化劑。自卑，就是自己輕視自己，看不起自己。自卑的人，大腦皮層長期處於抑制狀態，而絕少有歡樂和愉快的良性刺激轉換，中樞系統處於麻木狀態，體內各個器官的生理功能得不到充分的調動，無法發揮它們應有的作用；同時內分泌系統的功能也會失去常態，有害的激素分泌增多；免疫系統功能下降，抗病能力也隨之下降，從而使人的生理過程發生改變，出現各種病症，如頭痛、乏力、焦慮，反應遲鈍、記憶力減退、食欲不振、早生白髮。所以面容憔悴，皮膚多皺，牙齒鬆動，性功能低下，這些都是衰老的徵兆。

【特別提醒】摒棄自卑心理，首先要客觀地分析自己，認識自己，熱愛自己，樹立起生活的勇氣。其次要儘量擴大生活領域，積累生活經驗，多多接觸人和事，廣交朋友，建立友誼。在交往中，通過別人的啟迪、誘導、說教、幫助、諮詢等，會使你茅塞頓開，心理得以矯正。同時在愛人和被人愛的過程中，也可體驗到自身存在的價值。

煩躁

專家分析 中醫在煩燥對肌體抵抗力影響方面的論述，如怒傷肝、急傷心等，說明煩躁對身體影響明顯。人們如果生活在煩惱和消沉的情緒中，對接觸的人或事物均牢騷滿腹，總感到一切的一切都不盡人意，就會被這種煩躁思緒所困擾，使得免疫系統受壓抑，長期得不到有效的刺激，免疫細胞訓練的機會少，當肌體有敵人入侵時，免疫系統就會反應遲鈍，不能有效發揮功能，病原體便容易穿越肌體封鎖線，引起疾病。

【特別提醒】經常煩躁的人，要儘快使自己解除導致煩躁的環節，在生活和工作中學會創造樂趣，樹立目標，激發自己生活的熱情和工作的幹勁，使內心放鬆，注意培養歡樂的心情。假如長期心境煩躁，無法激發免疫系統去保護自身，疾病可能就會找上你，使你又多了煩惱。

借酒澆愁

專家分析 人們在工作中總會遇到一些挫折和打擊，有些人往往借酒澆愁，或者把喝酒當成現代生活方式中的一種時髦行爲。悶頭苦飲不僅解決不了問題，還會使大量酒精進入身體，導致神經系統受損，這是相當危險的。

【特別提醒】俗話說「借酒澆愁愁更愁」。美國的一項最新研究表明，借酒澆愁不僅容易導致酗酒，還會增加罹患抑鬱症的風險。美國南加州大學研究人員以年齡超過30歲的雙胞胎，共計五千多人為研究對象，通過分析他們的飲食和生活習慣，來了解經常借酒澆愁與酗酒和抑鬱症的關係。研究發現，排除遺傳和環境等因素的影響，經常借酒澆愁的人，更容易發生酒精中毒或患上抑鬱症。由於男性不像女性那樣願意表達，因此比女性更容易借酒澆愁，也更容易養成酗酒的習慣，或更容易罹患抑鬱症。

國家圖書館出版品預行編目資料

健康生活的新處方／靜濤主編，初版
新北市：新視野 NewVision，2025. 02
面；　公分--
ISBN 978-626-7610-04-6（平裝）
1.CST：健康法　2.CST：禁忌

411.1　113018383

健康生活的新處方

靜濤／主編

策　　劃　林郁
出　　版　新視野 New Vision
製　　作　新潮社文化事業有限公司
電話 02-8666-5711
傳真 02-8666-5833
E-mail：service@xcsbook.com.tw

印前作業　東豪印刷事業有限公司
印刷作業　福霖印刷企業有限公司

總 經 銷　聯合發行股份有限公司
新北市新店區寶橋路 235 巷 6 弄 6 號 2F
電話 02-2917-8022
傳真 02-2915-6275

初版　2025 年 06 月